これからの病院経営を担う人材
医療経営士テキスト

バランスト・スコアカード

その理論と実践

上級

荒井　耕 編著
正木義博

日本医療企画

『医療経営士テキストシリーズ』刊行に当たって

「医療経営士」が今、なぜ必要か？

　マネジメントとは一般に「個人が単独では成し得ない結果を達成するために他人の活動を調整する行動」であると定義される。病院にマネジメントがないということは、「コンサートマスターのいないオーケストラ」、「参謀のいない軍隊」のようなものである。

　わが国の医療機関は、収入の大半を保険診療で得ているため、経営層はどうしても「診療報酬をいかに算定するか」「制度改革の行方はどうなるのか」という面に関心が向いてしまうのは仕方ない。しかし現在、わが国の医療機関に求められているのは「医療の質の向上と効率化の同時達成」だ。この二律相反するテーマを解決するには、医療と経営の質の両面を理解した上で病院全体をマネジメントしていくことが求められる。

　医療経営の分野においては近年、医療マーケティングやバランスト・スコアカード、リエンジニアリング、ペイ・フォー・パフォーマンスといった経営手法が脚光を浴びてきたが、実際の現場に根づいているかといえば、必ずしもそうではない。その大きな原因は、医療経営に携わる職員がマネジメントの基礎となる知識を持ち合わせていないことだ。

　病院マネジメントは、実践科学である。しかし、その理論や手法に関する学問体系の整備は遅れていたため、病院関係者が実践に則した形で学ぶことができる環境がほとんどなかったのも事実である。

　そこで、こうした病院マネジメントを実践的かつ体系的に学べるテキストブックとして期待されるのが、本『医療経営士テキストシリーズ』である。目指すは、病院経営に必要な知識を持ち、病院全体をマネジメントしていける「人財」の養成だ。

　なお、本シリーズの特徴は、初級・中級・上級の３級編になっていること。初級編では、初学者に不可欠な医療制度や行政の仕組みから倫理まで一定の基礎を学ぶことができる。また、中級編では、医療マーケティングや経営戦略、組織改革、財務・会計、物品管理、医療ＩＴ、チーム力、リーダーシップなど、「ヒト・モノ・カネ・情報」の側面からマネジメントに必要な知識が整理できる。そして上級編では、各種マネジメントツールの活用から保険外事業まで病院トップや経営参謀を務めるスタッフに必須となる事案を網羅している。段階を踏みながら、必要な知識を体系的に学べるように構成されている点がポイントだ。

テキストの編著は病院経営の第一線で活躍している精鋭の方々である。そのため、内容はすべて実践に資するものになっている。病院マネジメントを体系的にマスターしていくために、初級編から入り、ステップアップしていただきたい。

　病院マネジメントは知見が蓄積されていくにつれ、日々進歩していく科学であるため、テキストブックを利用した独学だけではすべてをフォローできない面もあるだろう。そのためテキストブックは改訂やラインアップを増やすなど、日々進化させていく予定だ。また、執筆者と履修者が集まって、双方向のコミュニケーションを行える検討会や研究会といった「場」を設置していくことも視野に入れている。

　本シリーズが病院事務職はもとより、ミドルマネジャー、トップマネジャーの方々に使っていただき、そこで得た知見を現場で実践していただければ幸いである。そうすることで一人でも多くの病院経営を担う「人財」が育ち、その結果、医療機関の経営の質、日本の医療全体の質が高まることを切に願っている。

『医療経営士テキストシリーズ』総監修
川渕　孝一

はじめに

　医療界でのバランスト・スコアカード（BSC：Balanced Score Card）の活用に対する関心と実践が、世界各国で広まりつつある。筆者が2001（平成13）年3月に博士論文の中で、アメリカ医療界におけるBSCの現状について言及したのが日本への医療BSCの本格的な紹介のはじまりであるが、その頃はまだ日本の医療界におけるBSCへの関心は極めて限られた状況であった。その後2002（平成14）年春から、雑誌『病院』（医学書院）を中心に多くの医療BSCに関する論文を公表したが、この頃から医療に携わる先見性のある実務家の間に関心が広がっていく。さらに2003（平成15）年春には、先進的にBSC活動に取り組んでいた三重県立病院における事例研究を発表、同時期より日本の医療界ではBSCへの関心が高まりはじめた。

　そこで、こうした関心の高まりに応えるため、筆者は本書の共同執筆者である正木義博氏や渡辺明良氏らの実務家や大学研究者とともに学会を創設し、BSCの普及に取り組みはじめた。それからしばらく経った現在、多くの課題を抱えながらも、少しずつではあるが、BSCが浸透しはじめている。

　本書は、大きく分けて2部構成となっている。第Ⅰ部では、BSCの理論と医療界における現状及び課題について明らかにする。ここでは、BSC理論の基礎的概念を説明するとともに、日本の医療界におけるその現状と課題及び展望についても述べている。続く第Ⅱ部では、日本の医療界におけるBSCの現状をより具体的に把握し、医療版BSCの理解を深めるために、4つの病院の事例を紹介する。ここで取り上げた諸病院の事例は、浸透しはじめた医療BSCの中でも先進的な事例であり、今後BSCを導入・定着させたい病院にとっては、とてもよい参考事例となっている。これらの事例を通じて、医療界においてBSCは多様に活用されており、様々な可能性があることが分かるだろう。

　適切なBSCの日本医療界への普及、ひいては日本の医療経営の向上に本テキストが資すれば幸いである。

編著者代表　荒井　耕

目 次
contents

『医療経営士テキストシリーズ』刊行に当たって ……………………… ii
はじめに ……………………………………………………………………… iv

第1章 バランスト・スコアカード理論の概要と医療界における可能性 …… 1

1 BSCの登場とその背景 …………………………………………… 2
2 基本構造 …………………………………………………………… 4
3 BSCと他の経営手法の相違及び関係 …………………………… 9
4 医療界におけるBSC登場の背景と可能性 ……………………… 11

第2章 医療界の現状とバランスト・スコアカード … 13

1 経営管理と戦略 …………………………………………………… 14
2 BSC ………………………………………………………………… 18
3 済生会熊本病院の事例 …………………………………………… 22
4 済生会横浜市東部病院の事例 …………………………………… 23
5 厳しい時代だからこそ医療界の変革を望む …………………… 25

第3章 医療界におけるバランスト・スコアカードの課題と展望 … 27

1 増加するBSC導入事例 …………………………………………… 28
2 BSCの課題 ………………………………………………………… 29
3 BSC導入における課題解決 ……………………………………… 32
4 BSCの展望 ………………………………………………………… 34

第4章 済生会小樽病院のバランスト・スコアカード … 37

1. BSC導入の背景と目的 …………………………………… 38
2. 導入初期の成果と課題 …………………………………… 41
3. 戦略実行力強化とBSCの成長 …………………………… 44
4. 「あるべき姿」の再考と
   「地域に応える病院」としての飛躍 ……………………… 51
5. 今後の展望 ………………………………………………… 53

第5章 相模原協同病院のバランスト・スコアカード
――医師を巻き込んだ全員参加型の病院作りへ …………… 55

1. BSC導入の注意点と理由 ………………………………… 56
2. BSC導入で多額のマイナス収支からV字回復 ………… 58
3. 全員参加型の病院作り …………………………………… 60
4. これからの病院経営のあり方 …………………………… 67

第6章 福井県済生会病院のバランスト・スコアカード … 69

1. 組織マネジメントシステム導入までの経緯 …………… 70
2. 医事課へのBSC導入により実現した
   円滑なコミュニケーション ……………………………… 72
3. SQMによるベクトル統一とシナジー効果 …………… 73

| **4** | ES向上のための取り組み……………………………… 75 |
| **5** | ツールとしてのマネジメントシステム…………………… 78 |

第7章 医真会グループのバランスト・スコアカード…81

1	BSC導入に至る背景………………………………………… 82
2	事例1：医真会八尾リハビリテーション病院における BSC導入の効果………………………………………………… 85
3	事例2：介護老人保健施設あおぞらにおける BSCの活用……………………………………………………… 95
4	事例3：医真会介護事業センターにおける BSC作成と運用によるチームワークの形成…………… 100
5	これからの課題……………………………………………… 104

第1章
バランスト・スコアカード理論の概要と医療界における可能性

1 BSCの登場とその背景
2 基本構造
3 BSCと他の経営手法の相違及び関係
4 医療界におけるBSC登場の背景と可能性

1 BSCの登場とその背景

1 包括的業績評価システム

　BSC（バランスト・スコアカード）とは、キャプランとノートンにより1990年代前半に提唱され、同年代後半より産業界に急速に普及していった包括的な業績評価システム、あるいは因果連鎖を重視した戦略的経営システムである。実際には、キャプランとノートンの提唱するBSCの他にも様々な論者が内容の多少異なるBSCを提唱しており、実務でも多様に活用されている。その活用のされ方には、業績評価システムや因果連鎖を重視した戦略的経営システム、知的資本の評価枠組み、外部報告枠組み、ナレッジマネジメント枠組み、リスクマネジメント枠組みなどがある。

　本テキストでは、最も一般化しているキャプランとノートンの所論をベースにして、BSCについて概説する。

　BSCは最初、バランスの取れた包括的な業績評価手法として提唱された。その「バランス」には、品質・効率性・収益性などの各業績側面の間のバランス、財務指標と非財務指標のバランス、長期的業績と短期的業績のバランス、利害関係者（出資者・顧客・従業員など）間のバランス、先行指標と遅行指標のバランスなど、様々な意味がある。先行指標とは、企業が目標とする成果を生み出す要因に関わる指標で、遅行指標とは目標成果を表す指標である。中長期的には目標成果として表れるが、短期的には効果が見えない先行的な改善などを適切に評価して、目標成果の指標とのバランスを図る必要がある。

　アメリカ産業界において伝統的な財務視点偏重の業績評価の弊害に対処するため、財務的成果の先行指標となる顧客視点、内部ビジネスプロセス視点、学習と成長の視点に関係する各種の業績指標を財務指標とともに把握、管理し、様々な視点からバランスの取れた経営を実践していくことが、包括的な業績管理手法であるBSCの狙いであった。

2 因果連鎖重視の戦略的経営システム：無形資産の活用ツール

　しかし、BSCは90年代後半以降、視点間の因果連鎖、視点内の諸目標とそのドライバー（要因）との因果連鎖などを重視した戦略的経営システムとしての性格を強めてきている。BSCは、組織のビジョンやその達成のために採るべき戦略、それを具体化するために各

視点領域で目標とすべき内容・水準を組織内に伝達して、従業員が努力すべき戦略的方向性の焦点を明確にする。また、諸指標の結果を測定して因果連鎖を再考することにより、戦略を修正したり、各部署の各視点領域における業績を現場へフィードバックして、戦略の観点から各部署の努力を正当に評価することができる。後述するように、因果連鎖を重視した戦略的経営システムとしてのBSCを支援するツールとして、戦略マップが開発、活用されている。

BSCが登場・進展した背景には、工業化時代から情報化時代への移行に伴い、企業価値を創造する重要な要因が有形資産から無形資産に移行し、いかに無形資産を有効に活用するかが企業の競争優位の源となったことがある。戦略は、将来におけるあるべき姿と、現状からそこに至るまでのシナリオから構成されるが、無形資産を積極的に活用する価値創造のシナリオを記述、測定、評価するツールとしてBSCが必要となったのである[1]。

このようにBSCは当初、産業界を対象として議論及び実践が行われてきたが、途中から公共・非営利部門においてもBSCが導入されるようになってきた[2]。また、BSCはアメリカを中心に発達してきたが、日本でもいくつかの企業が実践しており、公共・非営利部門における適用例も出てきた。

---

1) 岡本清ほか(2008)『管理会計 第二版』中央経済社
2) Kaplan, R. S. and Norton, D. P. (2000), The Strategy-Focused Organization: How Balanced Scorecard Companies Thrive in the New Business Environment, (Boston: Harvard Business School Press). (櫻井通晴監訳『戦略バランスト・スコアカード』東洋経済新報社, 2001年)

2 基本構造

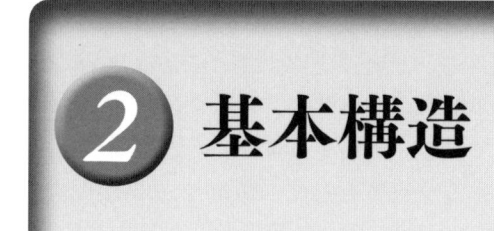

1 視点枠組み

　キャプランとノートンが提唱する典型的なBSCは、財務視点、顧客視点、内部ビジネスプロセス視点、学習と成長の視点の4つの視点枠組みから構成される[3]（図1-1）。

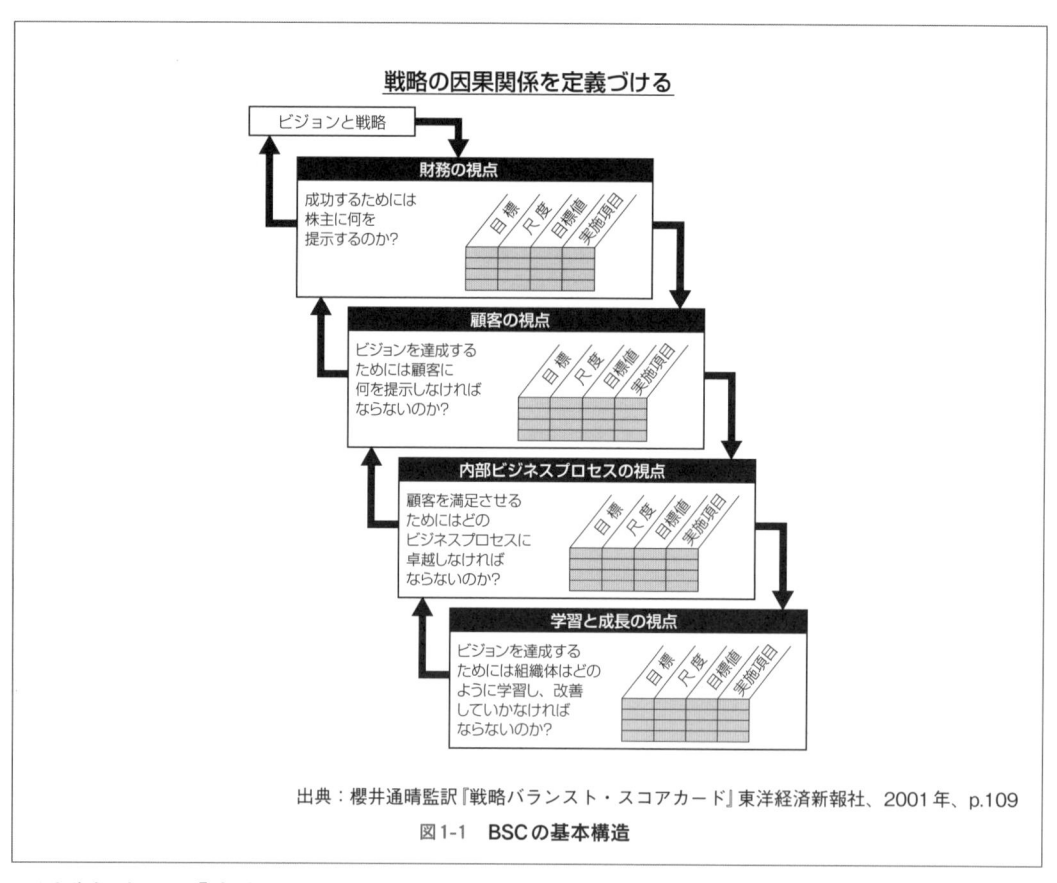

出典：櫻井通晴監訳『戦略バランスト・スコアカード』東洋経済新報社、2001年、p.109
図1-1　BSCの基本構造

　財務視点は、「成功するためには株主に何を提示するのか？」という視点であり、営業利益率や使用総資本利益率、売上成長率などが典型的な指標である。この視点はすでに採っ

3）前掲書

た行動の経済的結果を要約する。

　顧客視点は、「ビジョンを達成するためには顧客に何を提示しなければならないのか？」という視点であり、顧客満足度、新顧客獲得数、市場占有率、短いリードタイム、納期などが指標となり得る。この視点は、将来的に財務的成果をもたらす顧客志向・市場志向の戦略を事業部などビジネス・ユニットの経営管理者に明確にさせる。

　内部ビジネスプロセス視点は、「顧客を満足させるためにはどのビジネスプロセスを重視しなければならないのか？」という視点であり、戦略を成功に導くために最も重要と思われるビジネスプロセスを強調するのが目的である。指標としては、品質指標や時間、コストなど、伝統的な業績評価システムと類似するものもある。しかし、伝統的な業績評価システムでは基本的に既存のビジネスプロセスの改善に焦点が当てられるのに対して、BSCでは他社よりも優れた新規のビジネスプロセスも明らかにする。また、伝統的業績評価システムでは短期的価値創造を提供する既存の業務を管理することが主眼であるのに対して、BSCは新製品開発プロセスや新タイプの顧客獲得プロセスなど、イノベーションプロセスを管理することも含む。

　学習と成長の視点は、「ビジョンを達成するために組織体はどのように学習、改善していかなければならないのか？」という視点であり、従業員満足度や教育訓練回数などの指標を含む。グローバルな競争の激化により、組織は顧客などに価値を提供する能力を絶えず改善し続けなければならない。学習と成長の視点の意義は、長期的な成長と改善を確保する基盤ないし組織作りを明らかにすることにある。

　キャプランとノートンは典型的な視点枠組みとしてこれら4つの視点を提示しているが、視点の設定方法やその数は必ずしもこれと同一である必要はない。ただし、視点の数が多すぎると焦点が定まらなくなるので、説明した4つにいくつかを加えた程度が望ましい。また、各視点の指標数についても、戦略を実行するのに決定的に重要な厳選された指標のみを採用して焦点を当てることが重要であるとしている。

　BSCでは4つの視点ごとに、ビジョン及び戦略とリンクしたいくつかの目標項目、その項目の成果を表現する成果指標を設定する。さらに、成果指標の向上につながる先行的な要因（ドライバー）を明らかにして、現場レベルで管理するのに有用なパフォーマンス・ドライバーを設定する場合もある。しかし、まずは前提としてビジョンと戦略を明確にしなければならない。

　次に、成果指標の達成すべき目標値を設定し、目標を達成するための具体的な施策（行動計画）を決める。目標値として、優れた他組織のものを利用することも有効であるが、他組織のデータの入手にも限界がある。そのことに固執すると、各組織のビジョン及び戦略や経営環境に応じて個別に構築すべきBSCの特性が失われかねない[4]。

　このようにして構築されたBSCに基づいて経営を遂行し、その結果をBSC上の成果指標で測定、評価する。また、その評価結果を分析し、具体的な行動計画を変更したり、戦

略自体の修正を行う。

先にも述べたように、BSCは主に事業部などビジネス・ユニットを対象として設定することを想定しているが、より細かな単位であるチームや個人を対象としたBSC、逆に企業全体を対象としたBSCの設定も考えられている。それに加えて、地域医療提供システムなど個々の事業体（病院・医療法人）を包括するサービス提供システム全体を対象として設定することもできる。

2 戦略マップ——因果連鎖

戦略マップとは、各視点の戦略的目標項目（及びその成果指標）と他の戦略的目標項目並びにビジョンとの関連を図示したもので、ビジョンを達成するための戦略を明示している。ビジョンを達成するための様々な目標項目・施策がどのように関連し合ってビジョンにつながっていくかの道筋を図示して、その戦略が体系的に統合されているかどうかを明らかにする。

経営者にとっては、各戦略的目標項目（及び成果指標）間の因果連鎖をはっきり認識できるようになるので、ビジョンの達成のためにはどのような施策あるいは投資を強化し、どの目標項目に焦点を当てればよいのかが明確になり、適切に意思決定を行えるようになる。また、戦略自体が明らかではない場合も、戦略マップを作成することでその戦略を明確にすることができる。

その一方で従業員は、自分たちの業務が各戦略的目標項目及び成果指標とどのように関連していて、その業務が組織のビジョンにどのように貢献しているのかを明確に知ることができる。そのため、組織のビジョン及び戦略に沿った行動を従業員自らが行えるようになり、従業員の業務に対する意欲も向上する。

キャプランとノートンによれば、戦略マップには無形資産を顧客面や財務面の成果へと変換（実現）していくためのプロセスが記述されている。そのため、知識が価値の源泉となりつつある経済社会において、戦略マップは経営者が戦略を明確にして管理するための枠組み（効果的かつ迅速な戦略の実行枠組み）を提供するという[5]。彼らはコンサルティング活動を通じて作成した数百のスコアカードを分析し、特定組織向けの戦略マップを作成する際の叩き台として、そのテンプレートを提示している（図1-2）。

4）荒井耕（2005）『医療バランスト・スコアカード：英米の展開と日本の挑戦』中央経済社（日本原価計算研究学会・学会賞受賞）
5）Kaplan, R. S. and Norton, D. P.（2000）, The Strategy-Focused Organization: How Balanced Scorecard Companies Thrive in the New Business Environment,（Boston: Harvard Business School Press）, p.69.

基本構造 ❷

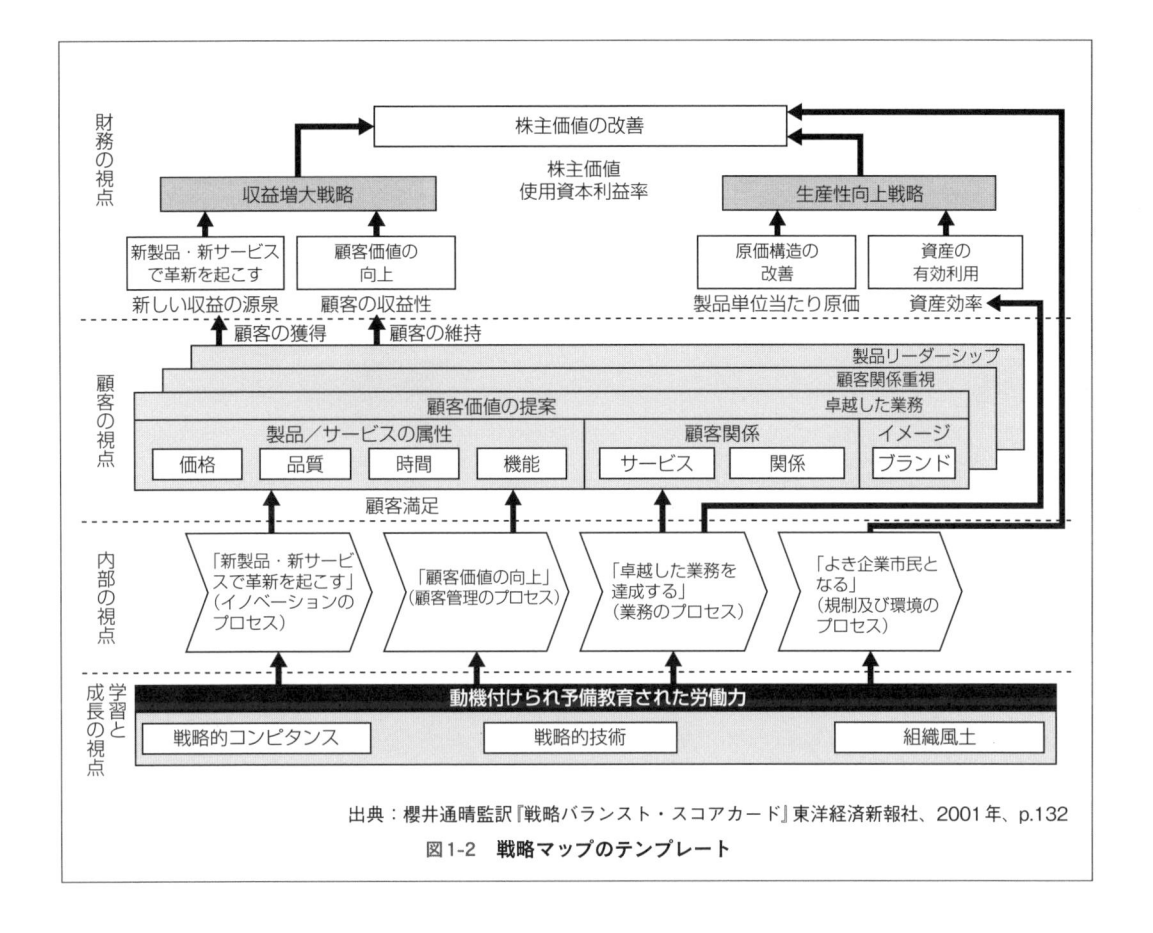

出典：櫻井通晴監訳『戦略バランスト・スコアカード』東洋経済新報社、2001年、p.132
図1-2　戦略マップのテンプレート

　テンプレートは、経営陣が戦略を表現し、思考方法の質を改善したり、顧客への価値提案をより正確に定義し、この価値提案と結び付いた内部プロセス及び根本的な能力・技術の構築が重要であると強く認識させるのに役立つ。また、戦略達成のための革新的アプローチの創造に不可欠な論理的思考を促進する[6]。

　このテンプレートは4つの典型的な戦略テーマを基礎として構築されている。キャプランとノートンは、たいていの経営者はいくつかの焦点を当てるべきテーマに戦略を分解しているとし、①革新的な新製品・新サービス開発、②顧客価値向上、③卓越した業務の達成、④よき企業市民——の4つの典型的な戦略テーマを提示している。各戦略テーマは戦略に関する「柱」を提供し、各テーマには独自の戦略仮説、独自の一連の因果連鎖、時に独自のBSCさえ含まれるという。戦略テーマに基づいた構造は明快であるため、多くの経営陣が戦略実行の管理責任を割り当てる際に、戦略テーマを利用する[7]。

　なお、BSCの議論においては「因果連鎖」や「因果関係」という言葉が用いられるが、必ずしも厳密な意味における因果関係の連鎖ではなく、目的・手段関係や論理的関係の連鎖、

6) 前掲書p.97

あるいは仮定としての因果関係の連鎖という意味に近い。厳密に因果関係がBSCで広く存在し得るという点については否定的な意見があり[8]、キャプランとノートン自身も因果関係を定量的に特定化することは容易ではないとしている。それにもかかわらずキャプランとノートンが因果関係を強調するのは、組織メンバーに戦略を受け入れさせるためであるとされる[9]。

7）前掲書pp.78-79
8）小林哲夫（2000）「BSCと戦略的マネジメント」『会計』158（5），p.5
9）前掲書p.6

3 BSCと他の経営手法の相違及び関係

　BSCに類似する仕組みとして、日本には従来から目標管理制度や方針管理制度がある。しかしBSCでは、戦略との連動が従来の目標管理制度よりもはるかに強調されている。とりわけ1990年代後半以降、ビジョンへつながる戦略を表現する視点間の因果連鎖、成果指標とそのドライバーの因果連鎖が強調されている。また、BSCのほうが視点がより包括的で、将来を見据えた学習と成長の視点及び多様な先行指標が含まれている。さらに原則として、全て定量的な指標を採用することにより、曖昧さを排除している。それに加えて、キャプランとノートンが提唱する典型的なBSCの視点枠組み（財務・顧客・内部ビジネスプロセス・学習と成長）は、ビジネス・エクセレンスモデルを凝縮している[10]。

　一方、方針管理との相違については、方針管理がプロセスを重視し、特定のタスクの効果的・効率的遂行の確保（タスク・コントロール）に主眼を置いたツールであるのに対して、BSCはプロセスの実施方法を現場に委ねるので、事前に細部までは設定しないという違いがある[11]。

　また、経営管理におけるPDCA（計画・実行・評価・行動）サイクルとして、従来の予算管理の仕組みがある。しかし、予算管理活動が業務管理レベルのPDCAサイクルであるのに対して、BSC活動が対象とするPDCAサイクルは戦略管理レベルである。すなわちBSC活動は、戦略マップの作成を通じて戦略をより明確にし（P）、戦略を反映したBSCに沿った従業員の行動をもたらし（D）、BSCに沿って戦略の達成状況を評価し（C）、その評価結果を基に既存の戦略遂行のための具体的施策の変更や戦略自体の修正をする（A）。

　戦略を確実に実現するためには、この戦略管理サイクルと業務管理サイクルをリンクさせる必要がある（図1-3）。BSCにおける厳しい目標値を達成するために、具体的な施策を通じてBSCと予算編成をリンクさせ、経営会議などを通じた戦略的フィードバックにより予算管理（業務管理）上の情報をBSCに反映させる。いわばBSCは、中長期的な戦略と短期的な予算の間のギャップを埋めて、戦略を着実に現場レベルで実行・実現させる役割を担っている。ただし、現実には多くの場合、戦略管理システムとしてのBSCと業務管理

---

10) 伊藤嘉博・小林啓考編著（2001）『ネオ・バランスト・スコアカード経営』中央経済社, p.103
11) 前掲書p.178

システムとしての予算のリンクは、まだ実行されていないという。それは、戦略的計画と業務活動のための予算編成では、おそらく原理・原則や文化がかなり異なっているためである[12]。

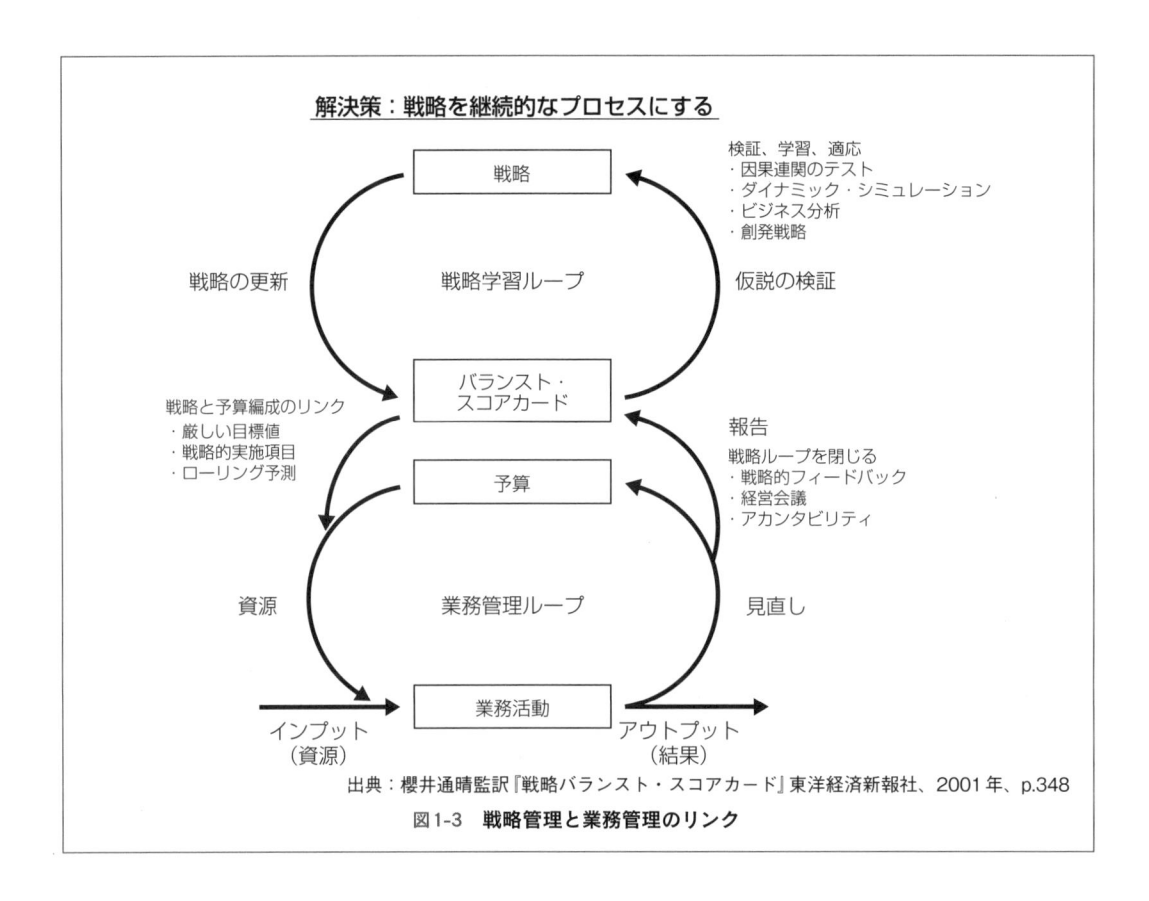

解決策：戦略を継続的なプロセスにする

```
                    戦略
                    ↑
      戦略の更新　戦略学習ループ　仮説の検証
                    ↓
              バランスト・スコアカード
                    ↓
  戦略と予算編成のリンク　　　　　報告
  ・厳しい目標値　　　　　　　戦略ループを閉じる
  ・戦略的実施項目　　　　　　・戦略的フィードバック
  ・ローリング予測　　　　　　・経営会議
                    ↓         ・アカンタビリティ
                    予算
                    ↓
       資源　業務管理ループ　見直し
                    ↓
                  業務活動
           インプット　　　アウトプット
           （資源）　　　　（結果）
```

検証、学習、適応
・因果連関のテスト
・ダイナミック・シミュレーション
・ビジネス分析
・創発戦略

出典：櫻井通晴監訳『戦略バランスト・スコアカード』東洋経済新報社、2001年、p.348

図1-3　戦略管理と業務管理のリンク

---

12) Kaplan, R. S. and Norton, D. P.（2000）, The Strategy-Focused Organization: How Balanced Scorecard Companies Thrive in the New Business Environment,（Boston: Harvard Business School Press）, p.280.

4 医療界におけるBSC登場の背景と可能性

　医療界において最初にBSCが登場したアメリカでは、「医療の質」と財務・効率性の両者を包括的に評価・管理したり、競争能力を向上させる、という医療界に内在する必要性を主要な背景としつつ、産業界におけるBSC実践・議論の影響も受けて、1990年代末以降、BSCが医療界に浸透していった[13]。

　一方、日本の医療界において最初に広くBSCが紹介されたのは、雑誌『病院』(医学書院)での筆者による諸論文[14]で、2002(平成14)年の春頃である。さらに2003(平成15)年春には、日本の病院を対象としたはじめての事例研究として三重県立病院における研究が公表された[15]。その後、医療界の先見性のある実務家の間に関心が広がっていったが、2000年代半ばにおいては、多くの場合、関心はあるがまだ実践はしていないという状況であった[16]。現在、まだ少しずつではあるものの、日本の医療界においてもBSCが浸透しはじめている。

　その背景には、病院界の経営環境が根本的に変化したり、従来の経営指標による管理がうまく機能していないといったことがあり、BSCはこうした問題点に対応し得ると考えられている。BSCの可能性に期待を寄せている病院界の経営環境の根本的変化には、①財務面と非財務面のバランスの必要性の高まり、②戦略的意思決定／戦略策定の必要性の高まり、③アカウンタビリティ(実行説明責任)要求の高まり、④診療と経営の融合領域における経営管理の重要性の高まり——などがある。また、BSCによって改善されると期待されている従来の病院経営指標による管理の問題点には、①収益関連指標中心(原価関連指標限定)、②病院全体単位のみの指標情報中心、③予定値・目標値の欠如(前年値比較のみ)、④診断的管理システムのみの活用、⑤効率管理中心(多様な業績側面の考慮

---

13) 荒井耕(2005)『医療バランスト・スコアカード：英米の展開と日本の挑戦』中央経済社(日本原価計算研究学会・学会賞受賞)
14) 荒井耕(2002a)「米国病院界におけるバランスト・スコアカード1」『病院』61(5)，pp.396-401
　　荒井耕(2002b)「米国病院界におけるバランスト・スコアカード2」『病院』61(6)，pp.487-492
　　荒井耕(2002c)「米国病院界におけるバランスト・スコアカード3」『病院』61(7)，pp.566-570
15) 荒井耕(2003a)「三重県立病院の導入事例：病院事業庁主体で始まったバランスト・スコアカード活動」『社会保険旬報』No.2168, pp.22-30
　　荒井耕(2003b)「三重県立病院の導入事例：病院主体のバランスト・スコアカード活動の進展」『社会保険旬報』No.2169, pp.32-38
　　荒井耕(2003c)「三重県立病院におけるバランスト・スコアカードの特徴・先進性と今後の課題」『社会保険旬報』No.2170, pp.20-2
16) 荒井耕(2005)『医療バランスト・スコアカード：英米の展開と日本の挑戦』中央経済社(日本原価計算研究学会・学会賞受賞)
17) 前掲書

の欠如)、⑥戦略とのリンク及び因果連鎖の考慮の欠如――などがある[17]。

しかし、医療界においてBSCの潜在的可能性を十分に活用するためには、少なくとも①ビジョン／戦略、権限／責任、業績の不明確さ、②院長などの関与と有能な経営管理職員の不足、③職員の経営管理意識の低さ、④BSC活動を支える組織及び情報システムの未整備――といった課題を克服する必要がある[18]。また、BSCはそれだけが独立した手法として機能しているわけではなく、プロセスレベルの管理手法である診療プロトコル(パス)マネジメント、原価情報の提供や行動変革を促す原価計算システム[19]など、他の経営手法と相互作用しながら病院管理会計システムの一構成要素として機能している点にも留意しなければならない[20]。

なお、本テキストでは主に病院レベルにおけるBSCについて論じているが、各地域における機能分化と連携の重要性の高まりとともに、継ぎ目がなく良質で効率的な医療提供を目指した地域医療提供システム経営のための「連携BSC」の有用性も高まっている。また、国家レベルでの医療政策の推進や国民へのアカウンタビリティ遂行のための病院間「共通BSC」も、質が高く効率的な医療提供の実現に資する潜在的有益性がある[21]。

---

18) 前掲書
19) 荒井耕(2009)『病院原価計算：医療制度適応への経営改革』中央経済社(日本管理会計学会・文献賞受賞)
20) 荒井耕(2005)『医療バランスト・スコアカード：英米の展開と日本の挑戦』中央経済社(日本原価計算研究学会・学会賞受賞)
21) 前掲書

第2章
医療界の現状とバランスト・スコアカード

1. 経営管理と戦略
2. BSC
3. 済生会熊本病院の事例
4. 済生会横浜市東部病院の事例
5. 厳しい時代だからこそ医療界の変革を望む

1 経営管理と戦略

　本章では、医療界におけるマネジメントとBSC（バランスト・スコアカード）について述べる。筆者は複数の病院改革に携わった経験を有している。最初に、実務者の視点から病院経営に欠かせない「経営管理」と「戦略」について説明する。次に、BSCを導入し、展開していくうえで重要なことを挙げる。最後に、筆者が経験した事例の概要を述べる。医療界における現状をつかみながら、その中でBSCがどのように活用できるのか、イメージしながら読み進めていただきたい。

1 経営管理

(1) 経営管理の必要性

　これまでの医療組織は、経営管理についての十分なマネジメント機能がなくても、容易に組織を存続させることが可能であった。高度経済成長時代には、国民皆保険制度に基づいて医療組織は大きく規模を展開することができたからである。しかし、近年は好景気の時代が終わり、社会保障の財源が足りなくなってきた。さらに、少子高齢化を迎えるなど、外部環境が大きく変化していった。その変化は経済的な面だけでなく、グローバル化、情報技術の発達など、多くの場面で起きたのである。これによって、多くの業界が影響を受けたが、特に金融・保険業界は全く形の異なる大きな再編を求められた。

　その変化の波は、医療界に対しても大きなうねりとなって押し寄せてきた。そのため、現状の体制で存続することができなくなったのである。グローバルスタンダードの流れからしても、変革の嵐が吹いたのは当然である。そんな中で、これからの医療組織はどのようにして生き残りを図ればよいのだろうか。

　今後、医療界がさらに厳しいものになっていくことは想像に難くない。そこで、緊急に取り組まなければならない対処策は、いかにして自分の組織を強固なものにしていくか、どのような嵐が来てもじっと耐えられる組織に変化させるかといったことである。さらにいえば、変化し続けて自分たちの理想とする医療組織に生まれ変わらなければならない。そのために、経営管理が最も必要になる。

(2) 経営管理の重要性

　医療組織を含めて、いかなる組織にもその存在理由や目的があり、それを成し遂げるために日々活動している。さらに組織を構成している重要な要素が、そこで働く人であることも見逃せない。経営管理は、組織が存続し、発展するうえで行われなければならないことをいう。経営管理機能は、組織として存続していくために、組織のいたるところで必要とされる。

　通常の企業組織において経営管理は必要不可欠であり、企業はその必要性と重要性を十分に認識している。だが一方で、医療界には経営管理という言葉さえ認知していない組織もある。営利組織か非営利組織かといった違いではなく、必要性を感じるかどうかによるところが大きいだろう。

　経営管理の重要性は、単に組織が存続する以上に、組織の設立理由や目的を達成することにあり、医療のような非営利組織において最も重要な機能なのである。

(3) 経営管理体制の構築

　前述のように、医療組織に求められているのは確固たるマネジメントである。組織は生き物であり、幅広いマネジメントを必要とする。組織は多くの人によって成り立っているので、組織としての人材マネジメントを行わなければならない。医療サービスを生み出すことが組織の目的であれば、その品質を常にマネジメントする必要がある。このように、マネジメントは経営の全領域に及ぶ。

　明確な目標を策定し（Plan）、業務を遂行し（Do）、常に状況をチェックし（Check）、問題点を改善しなければならない（Act）。このサイクルの構築こそが経営管理体制そのものであり、医療組織はこの体制を構築しなければならない。

2　戦略

(1) 戦略とは何か

　最初に、組織をどのような姿に変えたいかを考え、理想とする姿をビジョンとして、そこに至るまでの道筋を考えなければならない。この道筋こそが戦略である。道筋は数多く考えられるが、まずは効率的かつ効果的な正しい道筋を選択しなければならない。道筋がしっかりしていなければ、当然ながら目的地にはたどり着けない。そして、「道筋＝戦略」は誰もが理解でき、実現可能なものであり、さらには目に見える必要がある。

　我々は組織を守り、成長させ、より一層強固なものにしていかなければならない。組織を発展させるうえで、戦略は重要な役割を担う。戦略は堅実な経営管理に必要不可欠であ

り、戦略自体をマネジメントすることも忘れてはならない。戦略を立てること、戦略を管理すること、この両方が重要で、どちらも欠くことはできないのである。

我々に求められているのは、変化の荒波に飲み込まれない強固な組織へと変化することであり、そのために着実な戦略を早急に確立しなければならない。

(2)戦略策定に重要な4つの方向性

①ビジョンを策定する

ビジョンを策定する意義とは何か、戦略を立てるのは何のためか――ということについてしっかり考えることが重要である。

我々は目の前の変化や課題に対応するだけでなく、医療の持つ普遍的な優しさ、非営利組織の使命、地域への貢献を考えなければならない。単に経済の論理で、利益を追いかけることだけが目的ではない。診療報酬の改定は病院経営に大きな影響を与えることは確かだが、それだけに終始すれば大きな目標を見失ってしまうことになりかねない。その時々で対応することも大切だが、もっと先に掲げてある大きなビジョンを見ながら進んでいかなければ、流れが変わった時にその場しのぎの改善しかできなくなり、ムダな経営資源を投入することになりかねない。

全職員で本当に自分たちの病院の存在価値、あり方、目標、目的、使命について議論し、これこそが自分たちのビジョンであるといえるものを確立する必要がある。

②患者サービスを第一に考える

まず最初に考えなければならない戦略は、患者へのサービスである。これまでに多くの企業や組織が経験したことからも明らかなように、患者の声に応えることができる病院だけが勝ち残っていく。そのためには、患者やその家族、地域の人々が病院に対して、どのような思いを抱いているかを知る必要がある。患者は数多くのことを望んでいるだろうが、最も望んでいるものは優しい接遇と情報の提供だろう。

患者がはじめて病院を訪れた時、どんな思いで来院したのか、患者の身になってよく考え理解すべきである。患者やその家族は病気というアクシデントに襲われ、悲しみと不安を抱えて来院している。そこで病院側が与えなければならないのは、安心と希望だろう。患者のすがるような思いを無視して、病院側の一方的な都合で患者に対応してしまうと、患者は一層悲しみにくれることになる。ドラッカーも著書で「救急室の使命はまず安心を与えること」と記しているように、すべての職員が患者のために何ができるか、何をしなければならないか考えなければならないのである。

さらに、情報技術が急速に発展しているのに比べると、病院から患者への情報の量や質はあまりにもお粗末である。病名、治療方法、入院時の予定、薬の飲み方、検査内容といった多くの情報があるが、患者に十分な情報を提供しているだろうか。

例えば、外来に来た患者に対して、何時に診察をし、何時に検査ができ、説明はいつ頃

になる、といったように1日の予定を伝えるだけで、患者にも待ち時間がかかることを納得してもらえるだろう。その他にも、病気や薬剤の説明書を自分たちで作成して手渡せば、患者はきっと喜んでくれる。

これからは、患者に情報を提示して、しっかりコミュニケーションを取ることができる病院だけが生き残るのである。

このように、全ての職員が患者の思いを汲み取って、病院の玄関から、患者のために何ができるか、しなければならないかを考えなければならない。患者サービスを第一に考え、戦略の策定を行うことが重要である。

③職員の育成に力を入れる

大きなビジョンを達成するには、職員一人ひとりの最大限の努力と行動が重要だが、それ以上に必要なのは、知識やスキルを与えて職員を育成する環境を組織が提供することである。従来のように、個人の努力や一部の現場サイドでだけの育成ではなく、病院全体で計画的に実行するということである。もちろん経費などを含めて、ある程度の先行投資が必要である。いかにしてよい人材を確保し育成できるかを考慮しなければならない。

④医療プロセスを変化させる

医療機関における最大の活動は医療である。しかし数年前まで、その医療は患者のために革新的であるべきというよりも、どちらかといえば保守的で、過去の伝統を守ることに力を入れていた。病院の存在でさえも、現在のように患者や地域医療のためであると断言する病院はほとんどなかった。マネジメントを成功させるためには、BSCの業務プロセスの視点から医療自体を変えていく覚悟が求められる。

2 BSC

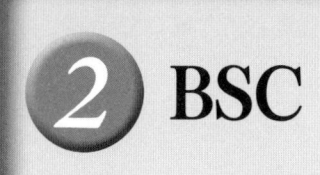

1　BSCの意義

　BSCは病院改革のための一番のツールであり、自分たちのビジョンに導く医療経営の羅針盤となる。これから先の病院経営において、欠かすことができない。大切なのはBSCの本質を理解し、新たな変化に対して果敢に挑戦していく精神である。また、原理・原則だけにとらわれず、自らの感性も大切にしなければならない。

　組織経営はダイナミックであるから、BSCで全てを表現し、全てを成し遂げることはできない。BSCをうまく道具として活用し、少しでも前に進むことが重要である。BSCを利用して、自分たちの掲げたビジョンと現状とのギャップを認識しつつ、全方位的な戦略を立てて組織を発展させていく。

　BSCは、その必要性と意義を理解して作成し、実際に運用可能なものでなければならない。そのためには、病院経営に関する情報の全体を網羅し、できるだけ分かりやすく表現する必要がある。BSCに初めて接する職員にも容易に理解でき、作成や運用がスムーズに進むのが理想である。BSCの作成において、唯一絶対の正解はなく、議論を重ね自然に生み出されていくものが正解なのである。全員が参加することに大きな意義がある。

　以下では、BSCの導入と活用にあたり、必要となる事項を述べる。

2　BSCを導入するために重要な5項目

(1) トップリーダーが決意する

　組織においては、トップリーダーの考え方が最も重要である。これまで安泰だったからといって、これから先もずっとこの状況が続くとは限らない。特に現状は問題がないと考えるトップがいたとしたら、それは大きな間違いである。

　トップリーダーは常に危機感を持ちながら、時には過去を否定し、これまでの成功体験を捨て去らなければならない。だからといって、自らがすべてを行う必要はない。重要なのは、組織を変革する覚悟を決めて、組織に対して大きな責任を持つことを自覚することである。

(2) 組織の状況を正確に把握する

自らの組織の現状を認識することは最も大切な作業である。そのためには、組織の現況を伝えるデータを正確に把握する必要がある。医療界の大きな弱点は、様々な状況におけるデータが不足していることだ。そもそもデータが揃わなければ分析や評価もできない。したがって、データの集積には力を入れなければならないのである。

(3) 外部環境を認識して将来を予測する

医療界を取り巻く外部環境はすさまじく変化している。これほど激しく変化している業界も珍しいが、医療界はその変化に鈍感な面がある。まずは外部環境がどのような状況になっているかを認識しなければならない。外部環境とは、経済の大きな動きだけではなく、患者の小さなささやき声も含まれる。そうした小さな声を拾っていくことが大切である。外の声や叫びはなかなか届かないものだが、我々の大切な顧客は外にいるということを考える必要がある。

そして、これからの社会がどのように変化していくか、診療報酬制度がなぜ頻繁に改正されるのか、患者の意識がどのように変化していくのか——といった情報を集めなければならない。

(4) 組織を大きく変化させる

BSCを導入して戦略を力強く展開させるためには、組織力が最も重要である。そのためには、組織を大きく変化させなければならない。戦略を達成するために、最適な組織体制に変える必要がある。具体的には、指示命令や報告系統、人事評価制度の評価者などの変更などが考えられるが、これは本気にならないとなかなか実行できないだろう。

特に人事制度の変更が重要である。職員が満足して、挑戦するような環境を構築するためにも、組織の人事を大きく変更する覚悟が求められる。

(5) BSCを作成する

戦略を策定するためのサポートをマネジメントする手段がBSCである。本テキストでは、実際にBSCを作成して行動計画書を作り、実行の具合を測る方法を紹介する。さらに、これからの急性期病院はどのような姿を理想とするのか、そのビジネスモデルについても考えてみたい。図2-1にその流れを図示する。

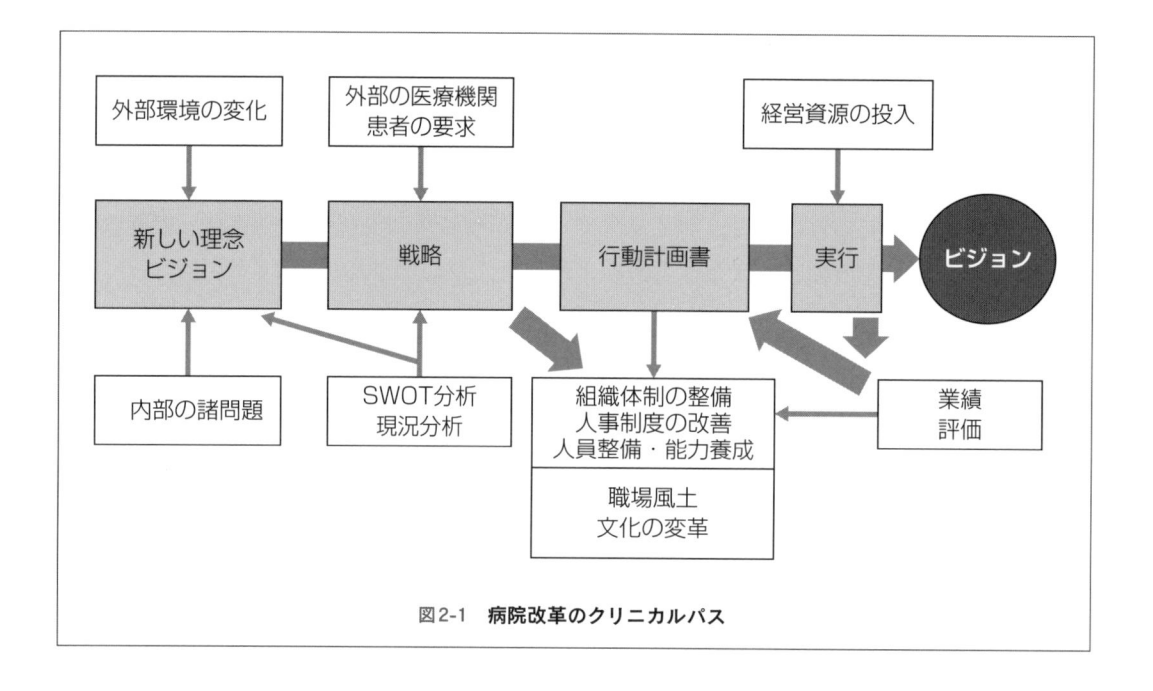

図2-1 病院改革のクリニカルパス

3 BSCをうまく展開させる5つの項目

(1) 企画セクションで経営計画を行う

　トップリーダーが強力にBSCを推進して、常に進捗状況を把握できる組織が必要である。その企画組織のリーダーは全員の先頭に立って、必死に戦略的行動を行うために努力しなければならない。それが、病院の変革に大きな影響を与えることになる。さらに、様々な困難な局面で、タイムリーにアドバイスし、解決に東奔西走することも重要である。速やかに現場で決定しなければならないこともあるだろう。そのためには、ある程度の決定権限を委譲しておかなければならない。

(2) BSC導入の目的を正確に伝える

　BSC導入による変革は患者のためということが第一義だが、それだけではなく組織が活性化して経営基盤が安定することにもつながる。そうなれば、雇用不安がなくなることで安心して業務に集中できるようになるなど、職員にも多くのメリットをもたらすだろう。単に費用や人件費を削減するわけではないのである。

(3) 努力に報いる制度を作る

　行動計画書にしたがって一生懸命努力する職員には、その努力に応じて報いる制度を創設すべきである。計画の進展をうまくサポートする仕組みが必要となる。「報い」は金銭的

なものでなくてもよい。職員自身の成長を手助けする制度の創設を考えるべきだろう。

(4)新しいものに挑戦する組織文化を生み出す

　新しいものを取り入れて、挑戦していく組織風土や文化も重要である。全職員が一致団結し目標に向かって努力したり、質の高い効率的な医療や患者が満足できる療養環境を提供することに心を配らなければならない。職員たちが価値観を共有できれば、病院変革は自然に促進する。

(5)マネジメントスタッフの育成

　これまでの事務職員の仕事は、事務処理等の作業が中心であった。医事の仕事は患者の受付に始まり、カルテ作りやカルテ運び、診療の終わった患者の診療代金の計算とその会計、レセプトを集計して支払機関へ請求することであり、概ね医療行為の事後処理といえる。人事、経理、総務と仕事のレベルはほぼ同じ水準で、経営管理という概念からは遠く離れていた。しかし、これから先、BSCの導入など経営管理に力点を置くことになれば、業務自体が単なる事務作業から戦略の達成活動へと必然的に変化する。こうして病院組織の中にマネジメントを行う組織が必然的に求められ、マネジメントスタッフの育成が必要となる。

　BSCの導入が進むと、従来よりもさらに多くのマネジメント機能が要求される。そうした機能を果たし、遂行するのはこれまでの事務職と呼ばれる職種ではなく、マネジメントスタッフと呼ぶべき職種であろう。これまでの医療組織は、ビジョンも何の戦略も持たず運営されてきたが、その時代は終わりを告げたといってよい。

3 済生会熊本病院の事例

　本節と次節では、筆者が関わったBSCの事例について紹介する。
　1995（平成7）年、済生会熊本病院（熊本県）はそれまでの地を離れ、近隣には人家のほとんどない熊本市郊外に病院を新築移転した。熊本市段山という旧市街にあった病院は狭い敷地に増築を重ね、これ以上の急性期医療の展開には限界がきていた。患者用の駐車場はほとんど提供できない状況にあった。それでも、救急患者の受け入れには力を入れており、年間4,000台以上の救急車が患者を運んでいた。病院の方針として、いかなる時でもすべての救急患者を受け入れるなど、職員の前向きな気持ちはその後の戦略展開に大きく役立った。
　新築移転は急性期医療を展開するには必須の条件であり、これからの経営のために綿密に練り上げた計画だったが、開院後はそれと同時に計画通りには進まない課題がいくつか出てきた。
　その1つが地域連携である。病院の周りには人家が少ないため、段山時代と比べて患者が極端に少なくなると予想して、地域連携には力を入れたものの、当初紹介率は20％台と低迷した。このため、新築のために借り入れた負債の返済計画も現実とは乖離してしまうことが予想された。
　1995年8月に、筆者は事務長職に迎えられ、10月に院長になった須古博信先生との2人3脚の旅がはじまった。最初に与えられた筆者の職務は新院長のもとでの新ビジョン作りで、そのビジョンは急性期病院の再構築となった。当時、筆者はBSCの知識がなかったため、自身の考えられる手段で作り上げた。詳細は紙面の関係上割愛するが、その手法はまさにBSCによるビジョン作りと戦略管理そのものであった。ビジョンの浸透のために広く意見を聞きに回り、全員参加のビジョンとした。
　病院経営において医療の改善や発展は大切なことだが、それ以上に患者のことを忘れてはいけないことも分かった。その他に、医療を行う職員の技術力やモチベーションを維持することも大切である。
　つまり、1つの現象を解決すれば、それで済むわけではない。それぞれ関係しない戦略をいくら並び立てても混乱を招くだけで、どの戦略も成就しないのである。
　それから10数年経って、熊本病院は経営的に安定しただけでなく、田舎の片隅の病院から、日本の医療に様々なアイデアを提供する話題の病院に変化したのである。

4 済生会横浜市東部病院の事例

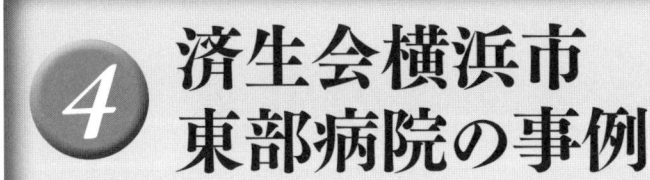

　済生会横浜市東部病院（神奈川県）は、横浜市が力を入れている地域中核病院構想の一環として、また急性期医療を中心に社会的に求められている医療を併設した病院として、2007（平成19）年に横浜市鶴見区に開設された。

　開設に当たり、多くの病院を参考にして、最新の病院運営システムを導入した。しかし、開設時の運営プランと実際の成果は大きく乖離してしまい、開設に費やした約150億円に加え、さらに40億円の負債が発生した。

　筆者は済生会本部の要請のもと、横浜市東部病院に院長補佐として就任した。当時は今後の経営存続も議論される危うい状況であった。幹部はこの状況を打破すべくいろいろな戦略を練っていたが、あまりにも多くの戦略を考えすぎて、どの戦略を優先すべきかという議論に終始してしまい、肝心の行動が伴わなかった。

　当時の済生会横浜市東部病院に足りなかったのは、経営ビジョンと戦略の整合性、戦略と組織の綿密なつながり、そしてそれらを実際に動かしていく経営マネジメントである。戦略はたくさん作る必要はなく、組織のビジョンとしっかりマッチしたものにすることが重要である。病院などの非営利組織には社会的使命が課される。東部病院においては、社会的使命、病院ビジョン、戦略、マネジメントという流れの再調整が最も必要なことであった。

　病院は、目指すビジョンに到達するために、BSCに代表される顧客の視点、財務の視点、業務プロセスの視点、学習と成長の視点の4視点から、将来のビジョンに向けて戦略を立てていくことが大切である。

　就任した当時、済生会横浜市東部病院にとって最も重要な視点は「財務の視点」であった。一刻も早い黒字転換が必要だったからである。地域に確かな医療を提供し続けるためには、「財務の視点」は欠かせないが、決して「利益重視」の視点だけになってはならないと心がけていた。大事なことは、より充実した医療を行うための投資確保であり、他の3つの視点とのバランスを取りながら、どうすれば職員が能力を発揮できるかに心を砕くことであった。筆者は、細心の注意を払って職員の不安や患者の不満を取り除けば、結果は後からついてくると確信していた。

　そこで、開院時のビジョンを再度修正して3年間の短期ビジョンを作り直した。その結果、医業収益は順調に伸び、2009（平成21）年度は約5億円の黒字を計上することができ

た。病院は3年目にして軌道に乗ったのである。

　繰り返しになるが、最も重要なことは目指すビジョンを明らかにすることである。戦略は、そこに至るルートであり、手段である。就任当時の済生会横浜市東部病院で掲げたビジョンは「済生会のモデル病院になる」で、組織改革や会議体の再構築など、ビジョンを達成する仕組み作りに着手した。管理職員・幹部職員の研修を行い、職員が議論を交わして「一歩先の急性期モデル病院を目指そう〜東部ブランドの創出を〜」という、済生会横浜市東部病院の3カ年ビジョンが生まれ、職員一丸となって実現を目指している。

5 厳しい時代だからこそ医療界の変革を望む

　この激動の時代、組織の生き残りをかけて、経営上の課題に対して早急に手を打たなければならない。何を行うべきか、どのような方法や手段を用いればこの激動の時代を乗り切れるのか。答えを導き出すのは容易ではないが、このまま手をこまねいて組織の崩壊を招くわけにはいかない。唯一考えられる組織復興への第一歩は、全職員の「覚悟」である。全職員がこれまでの成功体験を捨て、医療組織に与えられた本来の使命や目的などの原点に回帰し再考することである。医療組織のあり方とは何か、医療組織の機能とは何か、顧客は誰なのか、医療組織の中で働く職員たちの思いはどうあるべきかを考え直す時期が到来している。

　大切なことは、自院の存在理由は何なのか、どこへ向かうのか、いかなる分野に存在し活躍したいのかを明確にすることである。そして何より重要なのは、そのミッションをいかに実現させるかについて、皆で認識し、戦略を共有し、戦術を企てることである。その実行には職員全員の一致団結が絶対条件として求められる。スタッフに対するリーダーの心配りが欠かせない。あとは勇気と自信を持って、チャレンジするだけである。

　医療界全体が変革され、より質の高い医療が提供されることを念じてやまない。

第3章
医療界におけるバランスト・スコアカードの課題と展望

1 増加するBSC導入事例
2 BSCの課題
3 BSC導入における課題解決
4 BSCの展望

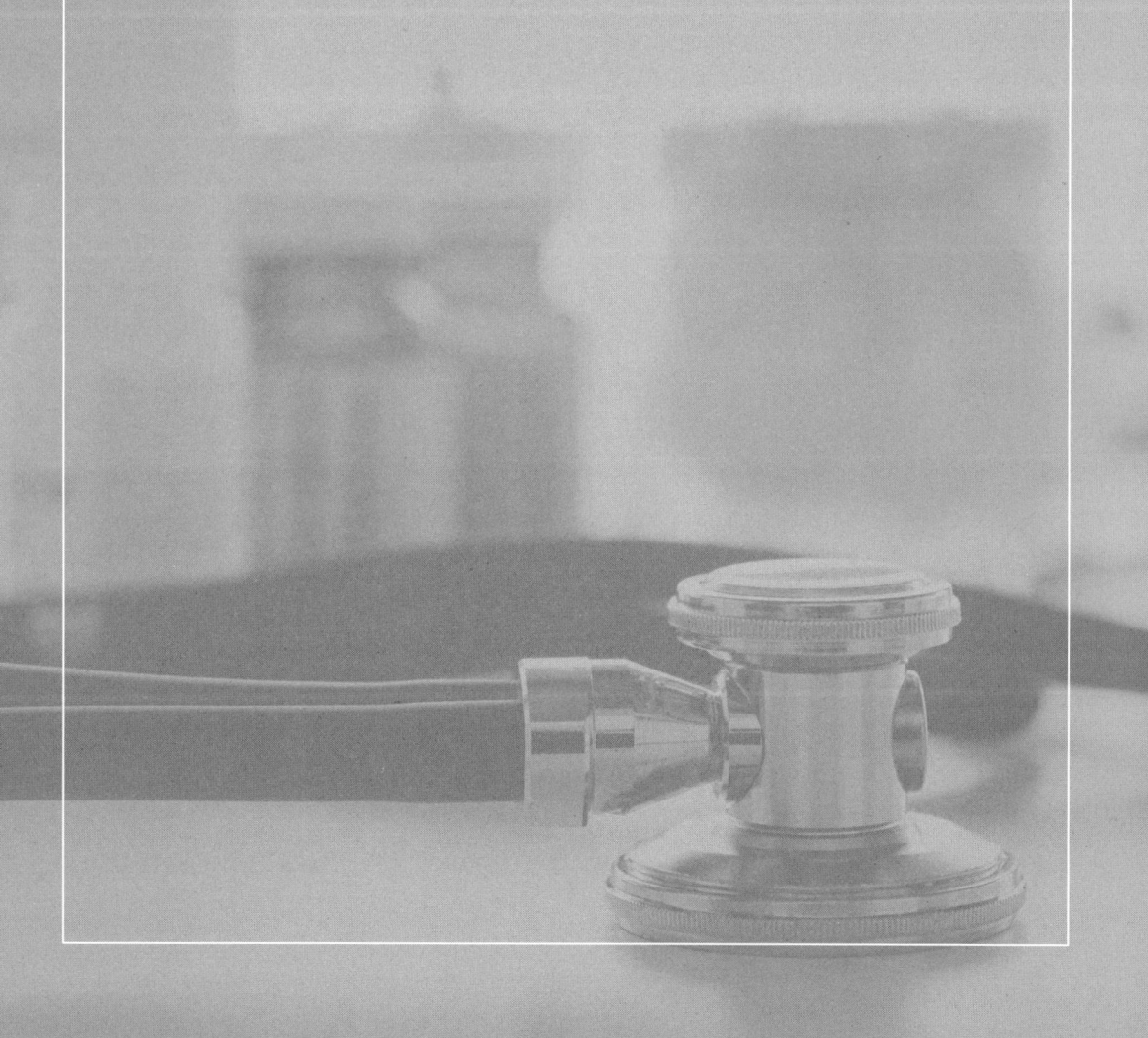

1 増加するBSC導入事例

　BSC（バランスト・スコアカード）に取り組む病院はこの10年間ほどで増加しており、BSCが病院経営ツールとして認知されていることがうかがえる。

　日本の医療界におけるBSCの萌芽期には、三重県病院事業庁による県立病院の経営健全化計画の事例が報告されている[1]。また、聖路加国際病院では医師の業績評価システムとしてBSCが導入され、その後、病院全体の戦略マネジメントツールとして展開された事例が報告されている[2]。さらに、第4章以降で取り上げるように、福井県済生会病院などでは先進的な取り組み行われている。

　一方、2003（平成15）年には日本医療バランスト・スコアカード研究学会が設立されるなど、日本の医療界ではこの10年間ほどでBSCの導入が急速に拡大し、2007（平成19）年には日本全国で約200病院が導入している[3]。

　しかし、成功事例は必ずしも多いとはいえない。BSC導入を成功させるためには、いくつかの課題がある。これらの課題に対応することなく、やみくもにBSCさえ導入すれば病院経営がうまくいくと考えるのは幻想である。病院経営上の課題を明確にし、それらの課題を病院全体で解決しようとする意識、病院トップの明確な方針、BSCの取り組みに対する体制作りなど、BSC導入の準備体制が構築されていなければ、形式的なフォーマットだけを導入しても、BSCは活用されない。また、BSCの作成自体が目的化し、その作成に多大な時間と労力を使ってしまい、スコアカードが完成した時にはすでに力尽きて利用にまでは至らなかった、という失敗事例は数多く存在する。

　そこで本章では、BSC導入の主な課題について検討し、その導入を成功させるために必要な取り組みについて考察する。そのうえで、BSCが日本の医療経営にとって有効なツールとして発展するための展望について検討する。

1）髙橋淑郎編著（2004）『医療経営のバランスト・スコアカード』生産性出版，pp198-201
2）渡辺明良（2010）「医療におけるBSC利用の現状と課題」『病院』69（2），p103
3）髙橋淑郎（2008）『医療機関の経営におけるバランスト・スコアカードの有効性に関する研究』平成17年度～19年度科学研究費補助金（基盤研究（B）研究成果報告書），p131

② BSCの課題

1 戦略マップやスコアカードの作成自体が目的化してしまう

　BSCには戦略マネジメントツールとして活用するという目的があるにもかかわらず、BSCの作成自体が目的となってしまい、BSCが活用されないという課題がある。そこで、この課題について仮想の病院を事例に挙げて検討する。

　救急医療や小児医療など地域の中核病院である某県立A病院は、総合病院としての役割を果たしている。一方、施設面では築30年以上が経って老朽化が目立っているので、建て替えを計画したいと考えているが、赤字経営のために市議会からは存続の可否が問われている状況である。また、同地区に民間病院が新築された影響などから、病床利用率は年々下がっている。院内の状況は高コスト体質、職員は採算に無関心で、経営改善も進まない。

　そこで、経営改革を進めるべく、BSCの導入を決定し、病院局主導でBSCの作成をA病院に義務付けることになった。A病院では各部署でBSCを作成し、病院局に提出するという運用にしたが、各部署では管理者がBSCを作成しているものの、その達成度評価やアクションプランなどが実行されず、形式的な運用に留まっている。このため、各部署ではやらされ感が強く、効果が感じられないといった反応がある。

　この事例から、戦略マップやスコアカードのフォーマットに合わせて、戦略目標や成果尺度を埋めることが目的化しているという課題が考えられる。そのため、毎年同じような経営課題や成果尺度が設定され、その達成度のモニタリングや評価が行われなかったりする。

　また、こうした場合、各部署で病院全体の経営課題や戦略を共有しないと、各部署のBSCは部分最適化に陥るおそれもある。つまり、自部署の目標設定だけに視点が向いてしまって、病院全体にとっては改善に向かわない目標が設定される可能性がある。

　このようにBSCの運用を放置すると、BSCは義務として作成されるだけになるため、せっかく時間と労力をかけて作成しても、各部門で活用されないばかりか、作成に対する「やらされ感」が増大して、結果として有効に機能しない状況になってしまうのである。

2　BSCの作成で力尽きる

　BSCに関するテキストなどから知識を得て、完璧な戦略マップやスコアカードを作成しようとしすぎるあまり、BSCの作成に多くの時間と労力を割いた結果、完成した時点ですでに力尽きてBSCの活用までに至らないという課題がある。BSCが完成した時にはすでに経営課題が陳腐化したり、戦略目標や成果尺度が細かくなりすぎるといったこともある。

　このような事例は、看護部におけるBSC導入の際に散見される。ここでも、仮想の病院を事例に説明する。B病院の看護部では、看護部全体の目標設定と実行のためにBSCを導入した。その際、まず数人の師長をプロジェクトメンバーに選出し、BSCの理解を深めるために勉強会やセミナーなどに参加してもらった。そして、これらを踏まえてプロジェクトメンバーでBSCを作成した。次に、知識を得たプロジェクトメンバーをファシリテーターとして、全師長を対象とするBSC研修会を開催して看護部全体のBSCを作成し、さらに看護部全体のBSCを基に、師長が中心となって病棟をはじめとする看護部各部門のBSCを作成した。この各部門のBSCは看護師の目標管理にもつなげる計画であった。

　この計画通りにBSC導入プロジェクトをスタートさせたが、看護部全体のBSCを完成するまでに、戦略目標や成果尺度として重要な項目が多数挙がり、これらを整理してまとめるために多くの時間と労力を費やすこととなった。最終的には40の戦略目標と50の成果尺度をスコアカードに記述したが、完成時には新しい経営課題が出てきたため、このスコアカードは実際には運用されなかった。

　このようにBSCを精緻に作成しようとすると、戦略目標や成果尺度を詰め込みすぎてしまい、その内容の吟味に時間がかかる、という課題が出てきたのである。

　BSCに示す戦略目標は、必ずしも戦略のすべてを記述するわけではなく、重点的に取り組むべき目標を絞り込んだほうが実務的である。特にBSC導入の初期には、数多くの戦略目標を管理、コントロールするだけの体制が取れない場合が多いことを踏まえ、その数を絞り込むべきである。

　また、この事例のように、BSCを精緻に作り込もうとすると、成果尺度が細かくなりすぎてその数が増え、把握できなくなる。その結果、データを出せない、モニタリングができず管理し切れない、無理やり目標値を設定して適切な尺度にならないといった課題が表出する。筆者の経験上、成果尺度の数は多くても20〜25程度が実務上の管理が容易になるが、BSC導入の初期には管理が洗練されていないため、戦略目標や成果尺度の数はできるだけ絞り込んだほうがよいと思われる。

　成果尺度の適切な設定は、実行してみないと判別できないが、尺度として設定しやすいものと設定しにくいものがある。例えば、「患者満足度調査」といった成果尺度が設定される事例があるが、患者満足の何を測定するのかが不明確で、そもそも満足度調査は1年

に1回しか行わないため、その達成度をコントロールできないといった状況になる。「病院機能評価の受審」「〇〇部署の設置」といった成果尺度などの場合には、受審の有無や部署設置の有無でしか尺度を評価できず、戦略目標との目的手段関係が明確でないといった課題もある。一方、「ミスの発生率0％」などのように、究極の目標値を設定する事例もあるが、設定した段階で達成不可能な尺度にすると、それを評価することが難しくなる。この場合、究極の目標値と最低限達成すべき目標値を設定して目標値に幅を持たせることで、達成度の評価を行うことが実務的である。

このように、BSCを精緻に完璧に作ってしまうと、そのこと自体が目的になるという弊害が生じる。その結果、完成した時には利用できないBSCが作られるという本末転倒の事態となり、BSCが活用されない状況に陥るのである。

3　BSCが病院全体に浸透しない

BSCの取り組みを全病院的に行っているにもかかわらず、なかなか病院全体に浸透せず、マネジメントツールとして活用されないという課題がある。BSCさえ導入すれば病院の経営課題がすぐに解決する、といった安易な幻想に基づいて、院内の体制や準備が不十分なまま見切り発車でBSCを導入することが原因の1つと考えられる。

このような事例は、オーナーシップの強い民間病院などで散見される。そこで、仮想の病院を事例に説明する。C病院では、理事長の強いリーダーシップの基に、病院機能や規模の拡大を行うなど、順調に病院を運営していた。しかし、ここ数年の病院経営環境や地域環境の変化、組織の急速な拡大などにより、病院の方針が徹底できなくなり、赤字経営に陥るといった経営課題が表出した。このため、理事長主導でBSCの導入を決定し、病院全体として取り組むこととなった。病院幹部が病院全体の戦略マップやスコアカードを作成したが、作成されたBSCには診療現場が認識している課題が反映されていなかったため、アクションプランの実行に抵抗感が強く、実施困難な状況に陥ることになった。

これは、理事長や院長などのトップマネジメントの認識している課題と診療現場の認識している課題が、大きく乖離していることが原因である。それにもかかわらず、BSC導入に際して、その確認や議論を行わずに一方的にBSCを病院全体にいわば「押し付けた」形で運営したのである。病院の理念やビジョンが明確でなく、作成されたBSCの説明が不十分だったりすると、診療現場では「総論賛成、各論反対」といった状況が発生する場合が多い。つまり、病院全体の課題としては認識できるが、自分や自分の部署の課題としては認識されないということである。このため、病院の方針が徹底されず、診療現場では場当たり的な意思決定が行われるという状況が起きる。その結果、病院トップと現場との意識がさらに乖離してしまい、BSCが病院全体に浸透しないことになる。

3 BSC導入における課題解決

1　BSCは戦略マネジメントのツール

　BSCは戦略マネジメントのツール（道具）であることを認識しなければならない。経営管理を効率的・効果的に行うために、BSCをツールとして利用するのである。したがって、BSCは経営管理の手段であり、当初からBSCの作成だけが目的ではないことを念頭に置く必要がある。

　BSC導入に際して、基本的な理論や知識を理解するために、テキストなどを参考にする必要があるが、そうした基本をおさえつつ、導入、実行するうえで使いやすくするためのカスタマイズが必要となる。BSCは経営管理の道具なので、教科書通りの形にこだわらず、手になじむような改良を行わなければならない。つまり、形式だけを整えるBSCではなく、多少形が崩れていたとしても、運用や活用できることのほうが重要で、実務的なのである。

2　病院トップとファシリテーターの役割

　BSC導入のための体制作りにも注意しなければならない。病院によって導入のアプローチは様々であるが、準備体制として病院トップの支援とファシリテーターの役割が重要である。

　病院トップがBSC導入の必要性を認識しなければ、病院全体にBSCの取り組みが浸透しないので、病院トップが病院のミッションやビジョンをしっかりと説明する必要がある。そうすることで、病院の戦略の方向性が定まり、戦略目標の設定が適切なものに集約され、各部門の目標の設定が部分最適に陥るのを防げるのである。

　また、ファシリテーターの存在も重要である。ファシリテーターは、BSC導入に際して、その理論と知識だけでなく、推進のための手法を理解して導入を成功に導く役割を果たす。病院トップの問題意識を診療現場に分かりやすく伝え、現場の課題を病院トップに正しく伝達する、といういわば翻訳機能を果たすのである。病院全体に対して働きかけたり調整したり、成果尺度のデータをモニタリングして評価を行い、アクションプランを計画・実行する。これを推進するためには、ファシリテーターの役割を病院全体に認識してもらい、病院トップがこうした働きを支援することが重要である。例えば、BSCファシリテーター

を院長直轄の部署として設置したり、委員会として実行する事例などがある。

さらに重要なのは、病院全体でBSCに取り組むということである。病院トップやファシリテーターだけが努力しても、BSCを活用することは難しい。病院全体がBSC導入に何らかの形で参画して、知恵を出し合う仕組み作りが重要となる。

そのためには、BSC導入ワークショップを行い、経営管理上の課題は何か、自分たちの病院は何を目指しているか、といった課題認識を整理したうえで、戦略マップやスコアカードを作成する、という取り組みが効果的である。

これにより、病院全体で知恵を出し合い議論してBSCが作成されるため、経営トップだけでなく診療現場の課題認識もBSCに表現される。また、このワークショップは戦略マップやスコアカードという成果物だけでなく、そこに至るまでの様々な職種のメンバーによる議論というプロセスを経ていることが重要である。つまり、こうしたプロセスを経てBSCが作成されることにより、他人事ではなく、自分たちの問題としてBSCに掲げた戦略目標や成果尺度を認識するようになる。「誰が」「いつまでに」「何を行うか」といった、具体的に実行を促すアクションプランの項目を検討するのである。

3 BSCの活用事例

BSCを上手に活用している病院では、共通してこれらの仕組みを持っている。

例えば北彩都病院（北海道旭川市）では、かつてBSC導入に失敗した経験を踏まえ、再度導入を試みる際に、①経営トップの決断、②経営幹部の意識付けの強化、③医師に対するバックアップ、④導入推進プロジェクト体制の強化、⑤制度の骨格作り、⑥導入スケジュールの明確化、⑦イベント性を持たせるなどのPR強化――という7つのポイントをまとめた。こうした取り組みによって、BSC大会の実施とBSCによるPDCAサイクルを回す仕組み作りにつながったのである[4]。

また、社会医療法人敬愛会（沖縄県沖縄市）では、法人全体の機能拡大に伴う職員数増加を受けて、法人のビジョンや方向性を示す必要性を認識し、BSCを導入した。その際に、BSC委員会を設置し、法人全体の事業計画をBSCにより構築し、BSC大会を開催するなどの活動を行った。こうした取り組みにより、BSCを用いた事業管理が浸透し、職員の経営への参加意識の向上や最重要指標の明確化、院内ホームページにおける情報共有などによる効率的な病院運営につながった[5]。

その他の事例については、第4章以降で解説する。いずれの場合も、病院全体が一致団結し、体制を整備してBSCに取り組むことが、BSC導入の課題解決のための大きな要素であると考えられる。

---

[4] 平間康宣（2007）「全職員参加型BSC発表会開催の目的とその成果」『医療バランスト・スコアカード研究』4（1）,pp58-59
[5] 玉城優子、他（2009）「法人KPI選定プロセスの構築と動的ドキュメントによる情報の可視化」『医療バランスト・スコアカード研究』6（1）,pp127-132

4 BSCの展望

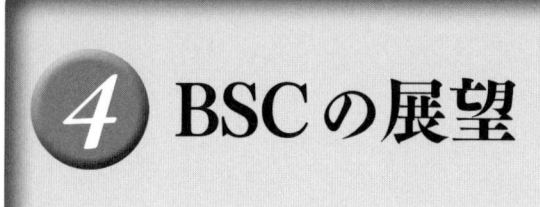

1 医療経営のツールとしてのBSC

　実際にBSCを導入した時、医療経営の有効なツールとして、これをどのように活用すればよいのだろうか。

　その最も重要な点は、BSCを使い続ける仕組み作りである。繰り返すが、BSCは経営管理のツール（道具）である。道具は使うために作るものであり、飾るものではない。病院の経営戦略を絵にかいた餅にしないためにも、BSCを使う仕組みをしっかり構築して運用しなければならない。つまり、戦略目標の成果尺度の達成度をモニタリングし、それを評価したうえで、アクションプランを検討して実行する、といったPDCAを回す仕組みを構築し、運用するのである。

　そのためには、戦略の構築や企画をBSCにより行い、これらを病院全体に示すだけでなく、これにより事業計画と予算を策定する。そして実行した結果をモニタリングし、戦略の達成度を検証して次の戦略構築につなげる。

　その際に、予算対実績といった従来からの取り組みに加えて、戦略レビュー会議を行う必要がある。この会議こそBSCを活用するための重要な取り組みである。この仕組みを病院経営に適用するためには、年に1～2回、その年度の事業計画の達成度を病院幹部が集まってレビューする会議を設けるといった方法が考えられる。

2 聖路加国際病院の事例

　前項の事例として、聖路加国際病院で運用されている戦略立案から戦略レビューまでの流れを図3-1に示す。

BSCの展望 ❹

```
経営戦略、事業計画、予算の関係

現状把握・環境認知による戦略策定            各部門からの事業プランの提出
       （トップダウン）                        （ボトムアップ）
              ↓                                    ↓
       経営戦略会議の開催（12月）：経営幹部による、戦略課題の検討と確認
              ↓
    事業計画の作成                              予算策定
              ↓
       財団理事会における事業計画・予算の決定（3月）
              ↓
       病院全体への告知（4月）
         ⇒部門目標・部署目標・個人目標への展開
         ⇒目標達成のためのアクション（プロジェクトなど）
       戦略達成の評価とアクション
         ⇒第14半期の評価（経営戦略会議：8月）
         ⇒下半期の重点課題の確認とアクション
```

図3-1　聖路加国際病院における戦略立案から戦略レビューまでの流れ

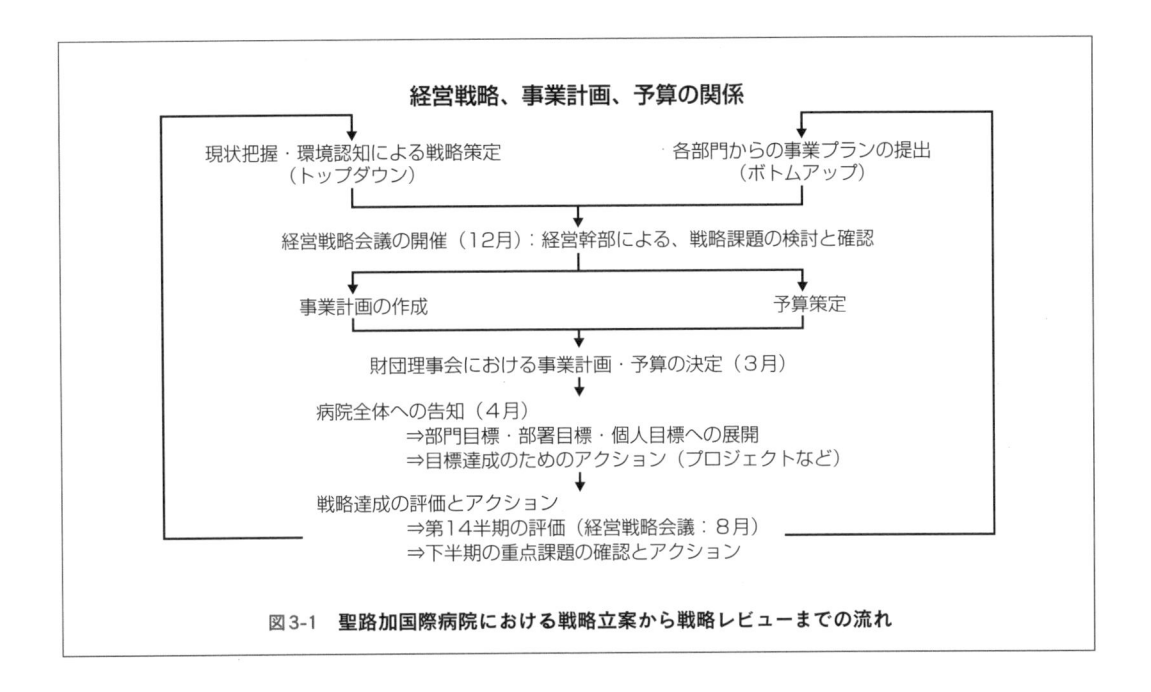

聖路加国際病院では、毎年10月に病院全体で次年度の事業計画立案に向けての活動を進める。その内容は以下の通りである。

中長期的視点における事業計画の中から、次年度実行すべき事業計画について、経営企画室を中心に整理する。その一方で、各部署が次年度の事業計画と予算案を財務経理課に申請し、財務経理課でその内容を整理する。これらの事業計画案については、12月に経営戦略会議を開催し、次年度に実行すべきか否か、予算計上すべきか否か、といった議論及び検討を行い、事業計画と予算の基本方針を固める。4～10月までの事業計画の達成度についても、この戦略会議においてレビューし、その評価やアクションプランを検討する。この戦略会議には理事長・院長・副院長をはじめ、薬剤部長やコメディカル部長、事業管理部のマネジャーなど、経営管理に関与するすべての職種の責任者が参画し、必要に応じてプロジェクトの責任者にも報告を求めるなど、経営戦略上の議論と意思決定を行う内部の重要な会議として位置付けられている。

次に、この戦略会議で定められた方針に沿って、1～3月にかけて各部署との折衝や調整を行い、事業計画案と予算案がまとめられる。3月の理事会でこの事業計画と予算が承認されると、4月に院長が病院全体に説明し、これらを各部署や個人の目標管理に展開する。さらに、8月に戦略会議を開催して、第14半期における事業計画の達成度を評価するとともに、達成できていない項目については、下半期のアクションプランを再検討し、必要に応じてプロジェクトなどを設置する。それと同時に、中期的な経営課題についても、12月の戦略会議に向けて事業化すべきかどうかを検討する。

このように、8月と12月に開催される戦略会議を軸として、戦略の立案や戦略実行の

評価を行い、それを病院全体で共有して予算などに展開する。こうしたマネジメントサイクルを用いることで、病院全体としての戦略目標や成果尺度の設定やアクションプランの実行と進捗確認が可能となる。

3 BSC活用の仕組みを構築する

　これらの経営管理が年中行事のように自然に実行されれば、病院全体の戦略が各部署にとって他人事ではなく、自分たちの問題として認識される。また、予算に対して各部署がしっかり意識を持って業務を遂行することにもつながる。

　つまり、BSCを活用することにより、部分最適ではなく全体最適の認識が病院全体に浸透する効果が期待されるのである。

　様々なアクションプランの実行は、場合によっては、各部署にとって痛みを伴う改善が要求される。しかし、そのことが病院全体にとって重要な経営課題の解決につながり、ひいては患者サービスや医療の質に貢献するのであれば、当該部署も納得できるはずであり、納得してもらう必要がある。したがって、それを明確に説明することが、病院トップには求められる。

　そのためには、これらを取りまとめる役割を果たす経営企画室などの部署ないしは担当者を設置しなければならない。こうした点からも、BSCの導入だけでなく、活用の場面においてもファシリテーターの存在が不可欠である。

　このように、日常業務の一環として事業計画や予算を策定し、それらを実行して評価を行うという仕組みをいかに作り上げていくかが、医療界におけるBSCの今後の展開として、最も重要なテーマであると考えられる。

第4章
済生会小樽病院のバランスト・スコアカード

1 BSC導入の背景と目的
2 導入初期の成果と課題
3 戦略実行力強化とBSCの成長
4 「あるべき姿」の再考と「地域に応える病院」としての飛躍
5 今後の展望

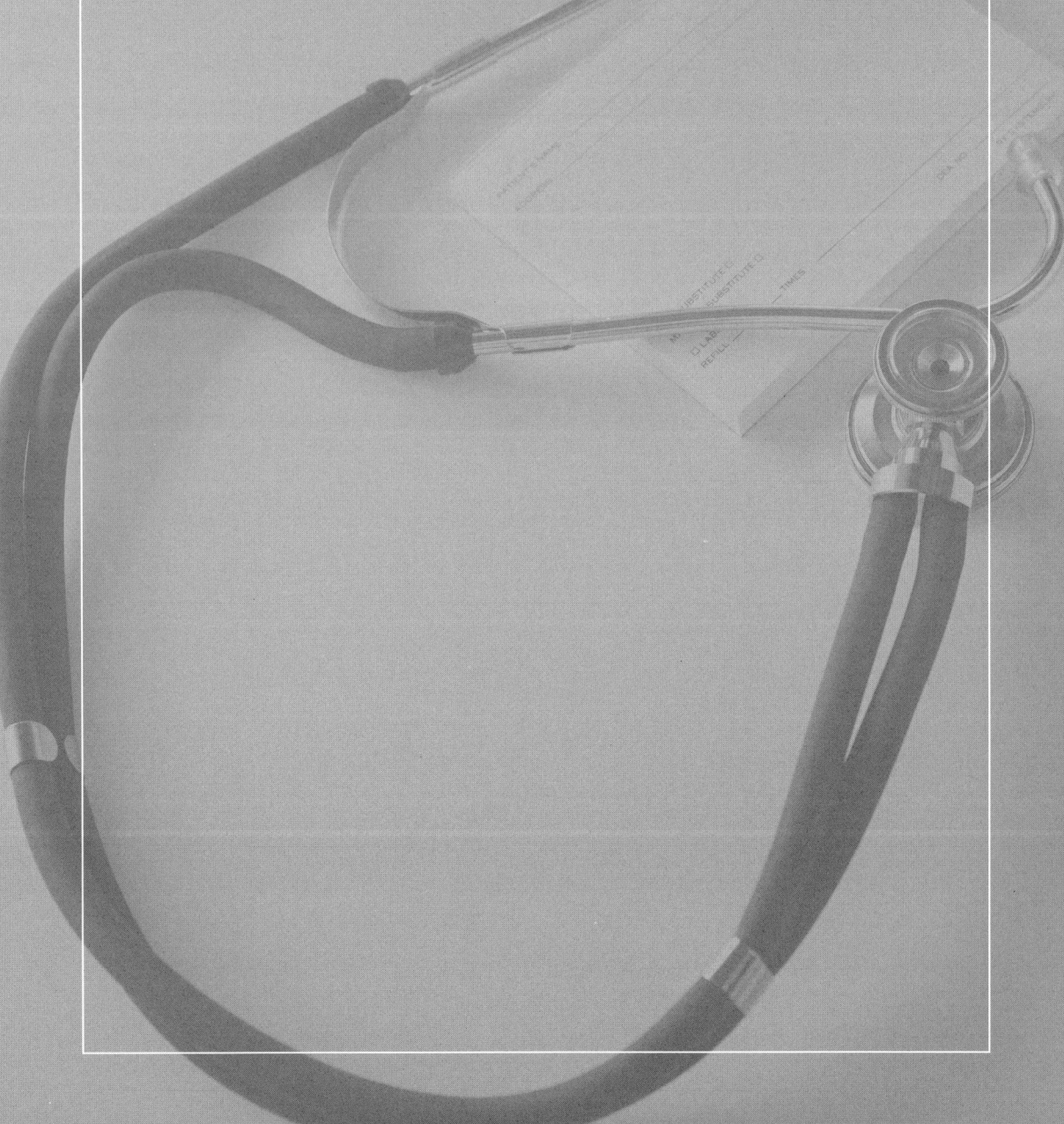

1 BSC導入の背景と目的

1 病院概要と地域医療状勢

　済生会小樽病院（北海道）は、1952（昭和27）年に開院して以来、11の診療科と救急医療体制を確保し、小樽市及び近隣町村の中核的な公的病院として、急性期を中心とした医療の提供に努めてきた。現在、病床数は一般病床245床、回復期リハビリテーション病棟42床を有している。

　当院が立地する小樽市は、総人口が約13万5,000人、高齢化率30％という少子高齢化が著しい地方都市であり、医療状勢は人口の減少と隣接する札幌市への患者流出による市場の縮小などで、医師や看護師の人材確保が極めて厳しい状況にある。また、自治体立や公的な病院が乱立する病床過剰地域でもあり、地域の将来動向を見据えて医療体制を再編しなければならない、という大きな転換期を迎えている。

2 病院改革のはじまり

　当院の経営状況は、昭和から平成に入って悪化し、2001（平成13）年度まで赤字基調が続いていた。2002（平成14）、2003（平成15）年度は支出抑制に努めて黒字決算で終えたものの、医業収益は減少の一途をたどっていた。また、職員教育が不十分であったことから人材育成も遅れ、変化を嫌う部門最適の組織風土が事業の付加価値を押し下げる状況が継続していた。

　経営環境が厳しさを増している中、地方の中核病院として継続的に地域の要望に応えていくには、組織が抱えている課題を早急に克服して成長し続けることで、組織体質を転換する必要があると当院は考えていた。

　2003年10月、渡邉邦彦院長（当時）は、病院改革の第一歩として50年間使用した病院名称を変更した。公的医療機関はその設立母体を社会や地域の住民に認知してもらう必要がある。当院は「済生会小樽北生病院」の名称で開院したが、以来、地域住民からは「北生病院」と呼称され、そのために公的病院としての「済生会」の知名度は低く、職員も組織の一員としての社会的使命感や帰属意識が希薄であった。こうした状況を打破するために、院長は病院の名称を「済生会小樽病院」に変更し、法人の使命を外部に示すと同時に、職

員の使命感の醸成を図ろうとしたのである。

3　BSCの導入

　2003（平成15）年9月、筆者は全国済生会事務（部）長会が主催するBSC（バランスト・スコアカード）の研修会に参加する機会を得た。高名な学者の講演や済生会熊本病院の先進的導入事例を聞き、戦略性のある経営の必要性を理解できたと同時に、SWOT分析の結果を基に「財務」「顧客」「内部プロセス」「学習と成長」という4つの視点で戦略を展開・管理するBSCは、当院の病院改革を行ううえで有効なツールになるのではないかと感じた。

　しかし、その一方で、「このようなツールを導入した経験がない当院のような地方の中小病院にとって、BSCの導入はハードルが高すぎるのではないか」「導入したとしても途中挫折するのではないか」というネガティブな考えもあった。それを払拭するかのように、その後も幾度かBSC導入セミナーに参加して多くの事例検証に努めた。

　その結果、筆者なりに次の4つの成功ポイントに気付いた。①組織のビジョンを職員が理解できるように示す、②自院の現状実力に見合った導入を行う、③中期的な視点で辛抱強く成功体験の積み上げを行う、④人材育成を行って現場の改善スキルを高める、ということである。

　経営基盤が確立しておらず、組織体制や人材育成など多面的な課題を抱えている状況において、戦略性のない経営を行っていては生き残ることはできない。BSC導入による病院改革に手応えを確信した筆者は、早速BSCを基本軸とした病院改革プランを院長に提案した。

4　組織定着のための戦略

　BSC導入に向けて全職員を対象に研修会を開催した。しかし職員からは、「よく理解できない」「忙しいのに面倒だ」などとBSCを拒む姿勢がみられた。そこで、職員の抵抗感、やらされ感を低減して、BSCを組織に定着させることを目的とした「BSC導入戦略マップ」（図4-1）を作成した。

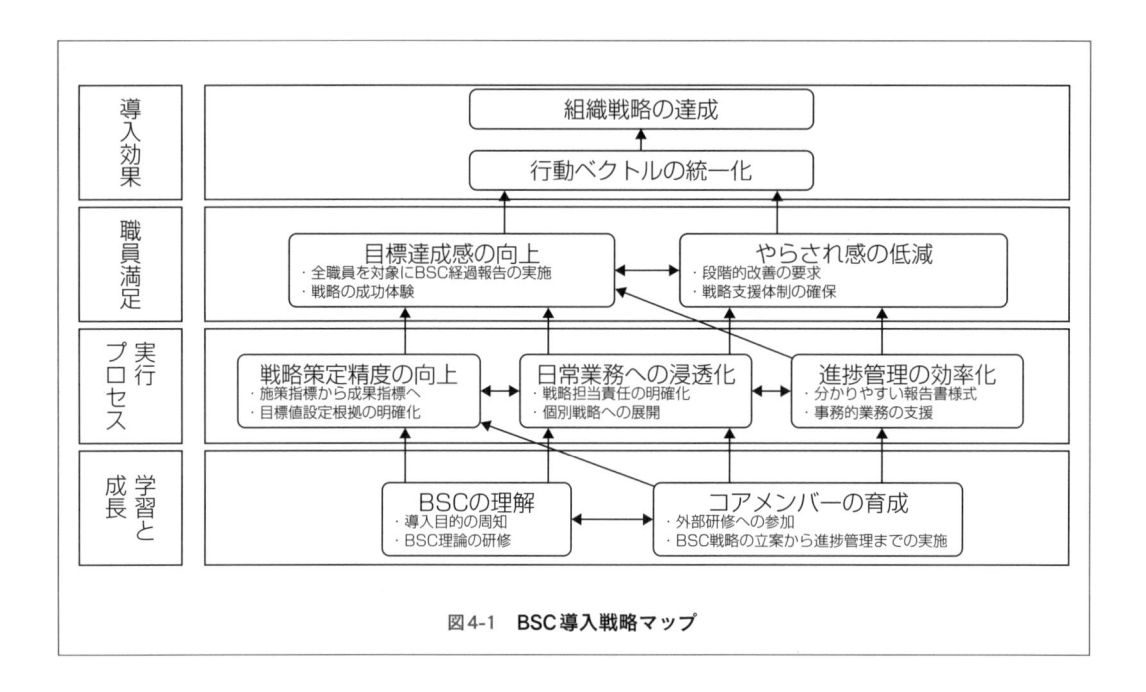

第4章 済生会小樽病院のバランスト・スコアカード

図4-1 BSC導入戦略マップ

 このマップは、BSCの4つの視点を基に作成したものである。まず、「学習と成長」の視点では、研修会の開催や外部研修への参加によりBSCに対する理解度を深め、同時にコアメンバーの育成を行うこととした。次に「実行プロセス」の視点では、段階的な戦略策定精度の向上と管理の効率化を図りながら、戦略を日常業務に浸透させることとした。そして「職員満足」の視点では、やらされ感の発生に配慮しながら、成功体験の積み重ねを行うことで目標達成満足度を向上させることとした。最後に「導入効果」の視点では、職員の行動ベクトルの統一を図り、最終的に組織戦略の達成を目指すというシナリオを描いた。

② 導入初期の成果と課題

1 事務部門からBSCを導入

　BSCは、2004（平成16）年度に事務部門を中心とした増収戦略からスタートした。
　事務部門を中心とした理由は、BSC導入初年度にあって協力を求めやすく、戦略コントロールが容易であると判断したからである。増収戦略としたのは、当時、当院の医業収益は著しく減少傾向にあり、緊急の増収対策が必要であったことによる。このような緊急事態にBSCのようなツールを導入して、成功体験を得ることは病院改革プランの第一歩として重要な意味合いを持つが、決して失敗は許されない状況にあった。
　戦略は事務職員が院内を走り回って、関係者に協力を求めながら実行した。時には、目標が達成されている診療科の医師に対し、お礼のコメントを添えて業績報告することもあった。BSC導入により戦略に対する業績の数値化と共有化を図り、これまで気付くことができなかった成果や課題が発見されて改善を行った結果、病床利用率が向上したことにより、医業収益の減少に歯止めがかかり、その後も収益は徐々に増加傾向を示した。
　その一方で、課題も多く残った。担当職員のすべてが即戦力として戦略推進に力を発揮できたわけではなく、多くの戦略はその行動やデータ管理が伴わない状況であった。一部職員によるピンポイント的な戦略展開となったが、BSC導入により危機的状況に光明が差しはじめたという印象を職員に与えることができた。
　年度中期からはQC活動も取り入れた。QC活動とは、現場ごとに小集団（QCサークル）を形成して、QCストーリーという統計的な改善手法を用いて業務の課題の解決に取り組むものである。これまで院内では業務上の課題が発見されたとしても十分な分析を行わず、変化を嫌う一部現状維持派により課題のすり替えが行われるなど、職場内で知恵を出し合って協力しながら課題解決するという習慣に欠けていた。
　つまり、QC活動導入の目的は、職場の改善スキルの向上と組織風土の改善により、戦略に向けたボトムアップ力を高めることであった。

2 BSCを全部門に展開

　翌年の2005（平成17）年度は、医師の退職により産科婦人科の廃科と耳鼻咽喉科の診

療縮小が決定し、医業収益の減少は避けられない状況にあった。この危機を乗り越えるためには、全職員が結束して新たな戦略に取り組む必要があった。そこで、行動計画書を作成し、組織のビジョンと具体的な戦略を明文化して職員に示すとともに、BSCを全部門に展開した。

戦略の策定段階で全国にある済生会の同規模病院のデータと比較分析し、当院が劣っている診療報酬算定基準上の機能を洗い出して収益性の課題を調べた。その結果、収益全体の7割を占める入院収益にかかる施設基準取得への取り組みの弱さが判明した。部門最適思考による職場間の摩擦と事務部門のデータ不足がこのような事態を引き起こしていたのである。したがって経営的影響が大きい数項目を財務や業務プロセスの戦略に掲げ、BSCの部門展開を図った。

行動計画書は全体最適への思考転換に効果を示した。病院全体の戦略が明確となり、現場では戦略達成に向けた内部調整がスムーズに行われるようになった。その結果、これまで困難とされていた上位の入院基本料や加算関係の基準取得が実現化した。また、QC活動も戦略項目に関連付けた活動が行われ、組織風土の変化とともにチーム医療も活発化した。長谷川格診療部長（現副院長）がチェアマンとなりNST活動が始動した。NSTとは、栄養管理が必要な患者に対して医師を中心に医療専門スタッフと事務系のスタッフが有機的に連携して最良の方法で栄養支援するチームである。病院の使命は安全で質の高い医療の提供にあるが、このようなシームレスな医療活動は使命達成の根源となる。

その一方で、戦略の進捗管理を行うBSCコアメンバーの負担は大きかった。部門によって行動の差が激しく、戦略行動を牽引するBSCコアメンバーに負担が集中してしまったのである。BSCの部門展開では、その部門業務を管理監督する中間管理職員のリーダーシップとマネジメントスキルが業績を大きく左右する。2005年度のBSCでは、その差が明らかに部門ごとの業績に反映された結果となり、リーダー育成の必要性が浮き彫りとなった。

3 研修の開始

2006（平成18）年度からは、これまでの課題を踏まえてBSCコアメンバーや中間管理職を対象に改善スキルの向上を目的とした研修をスタートさせた。

研修では、これまでの机上教育を改めて実践教育を中心に実施した。教育研修の場で改善手法を学ばせながら実際の行動に移し、成果を創出させて新たな成功体験につなげるというプロセスである。一例を示すと、当時地域で拡大していたノロウイルスなどの感染対策について、「感染対策のベストプラクティス」と題して研修会を開催した。その進め方は、エビデンスに基づくマニュアル作成方法を学ばせながら、ワークアウト形式で議論を進めて感染対策マニュアルを作成し、これを病院全体に適用することとした。また、必要経費については筆者がその場で決裁した。この研修により、医療の質の高いマニュアルが完成

し、業務改善により年間で420万円ものコスト削減につながった。
　BSCは年々進化して、失敗を繰り返しながらも成長を続け、活力のある組織への変化に手応えを感じるようになった。しかし、2006年度の医療制度改革と診療報酬のマイナス改定による医療費の引き下げは、当院のような中規模病院には大変厳しく、経営に大打撃を与えるものとなった。

3 戦略実行力強化とBSCの成長

1 TQMセンター設置

　2007（平成19）年4月に戦略実行力のさらなる強化を図るため、TQMセンターを設置して、組織横断的な戦略の展開で医療と経営の質を総合的に高めることにした。

　TQMセンター設置にあたっては、柔軟性と戦略実行力の高い有機的な組織作りを行った。TQMセンターのスーパーバイザーには、これまでの病院改革をリードしてきた近藤真章院長代行（現院長）が就き、センター長には筆者が、ディレクターにはNSTを体系的な活動に成長させ、これまで筆者のサポート役を担っていたリハビリテーション科技師長（現経営企画室次長）の野村信平氏が就いた。当院のミッション、ビジョン達成のために、センター長がBSCを統括管理し、ディレクターがBSCの事務的管理を行った。また、4つの視点の重要戦略項目ごとにBSC経営戦略リーダーを配置し、担当する重要戦略のPDCAサイクルを管理することとした。さらに、重要戦略に向けた具体戦略を管理して、関係部署や委員会との調整役となる戦略管理担当も配置した。経営戦略リーダーや戦略管理担当者の選定については、戦略にかかる部門の責任者という縦組織の選定ではなく、戦略を成果に導くために必要な改善スキルと経験を有する人材とした（図4-2）。また、「BSCパス」も作成し、PDCAサイクル活動を定例化して管理の徹底を行うようにした（図4-3）。

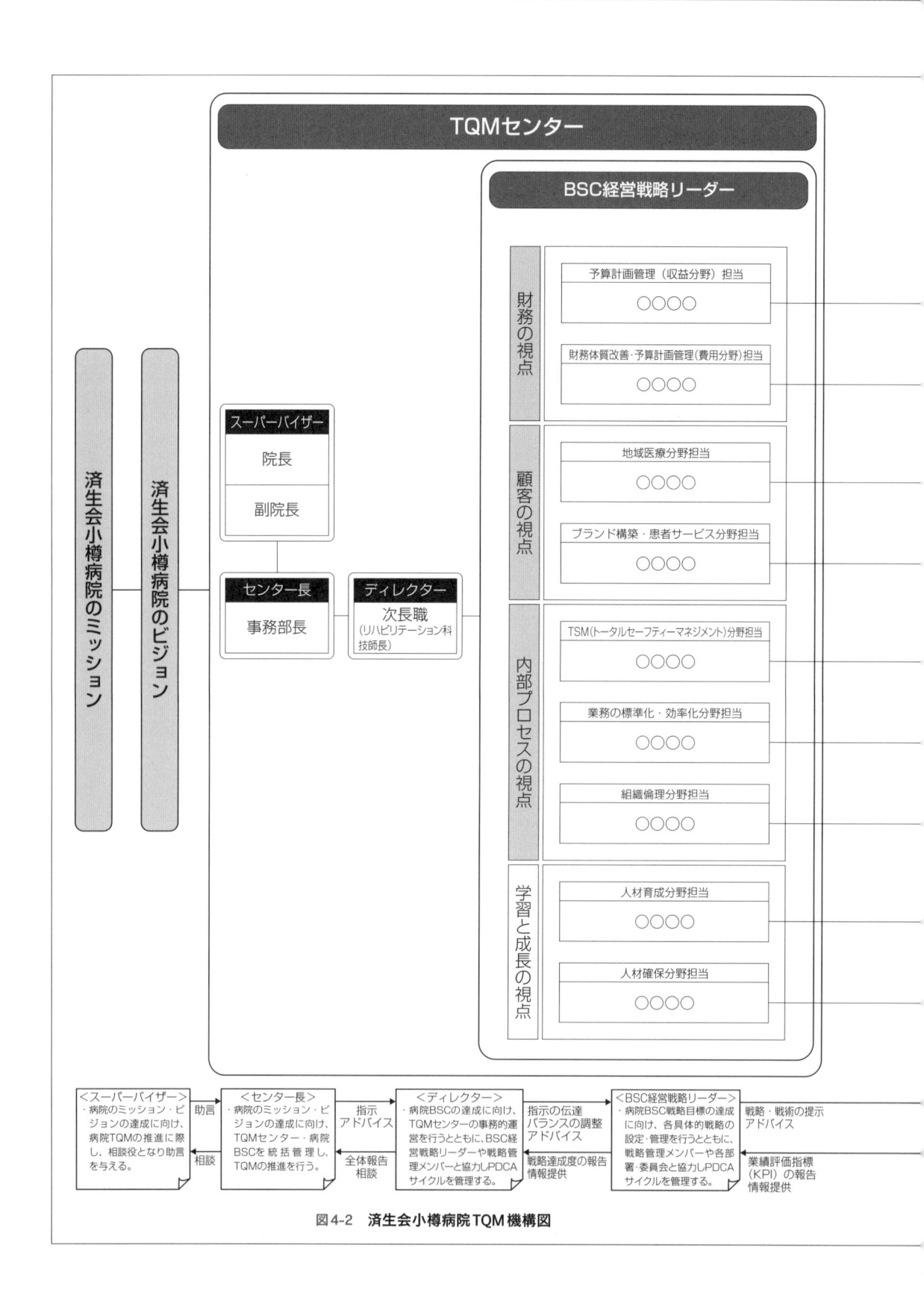

第4章 済生会小樽病院のバランスト・スコアカード

図4-2 済生会小樽病院TQM機構図

TQMセンター

- 済生会小樽病院のミッション
- 済生会小樽病院のビジョン

スーパーバイザー：院長／副院長

センター長：事務部長

ディレクター：次長職（リハビリテーション科技師長）

BSC経営戦略リーダー

財務の視点
- 予算計画管理（収益分野）担当　〇〇〇〇
- 財務体質改善・予算計画管理（費用分野）担当　〇〇〇〇

顧客の視点
- 地域医療分野担当　〇〇〇〇
- ブランド構築・患者サービス分野担当　〇〇〇〇

内部プロセスの視点
- TSM（トータルセーフティーマネジメント）分野担当　〇〇〇〇
- 業務の標準化・効率化分野担当　〇〇〇〇
- 組織倫理分野担当　〇〇〇〇

学習と成長の視点
- 人材育成分野担当　〇〇〇〇
- 人材確保分野担当　〇〇〇〇

＜スーパーバイザー＞
・病院のミッション・ビジョンの達成に向け、病院TQMの推進に際し、相談役となり助言を与える。
（助言／相談）

＜センター長＞
・病院のミッション・ビジョンの達成に向け、TQMセンター・病院BSCを統括管理し、TQMの推進を行う。
（指示／アドバイス／全体報告・相談）

＜ディレクター＞
・病院BSCの達成に向け、TQMセンターの事務的運営を行うとともに、BSC経営戦略リーダーや戦略管理メンバーと協力しPDCAサイクルを管理する。
（指示の伝達／バランスの調整／アドバイス／戦略達成度の報告／情報提供）

＜BSC経営戦略リーダー＞
・病院BSC戦略目標の達成に向け、各具体的戦略の設定・管理を行うとともに、戦略管理メンバーや各部署・委員会と協力しPDCAサイクルを管理する。
（戦略・戦術の提示／アドバイス／業績評価指標（KPI）の報告／情報提供）

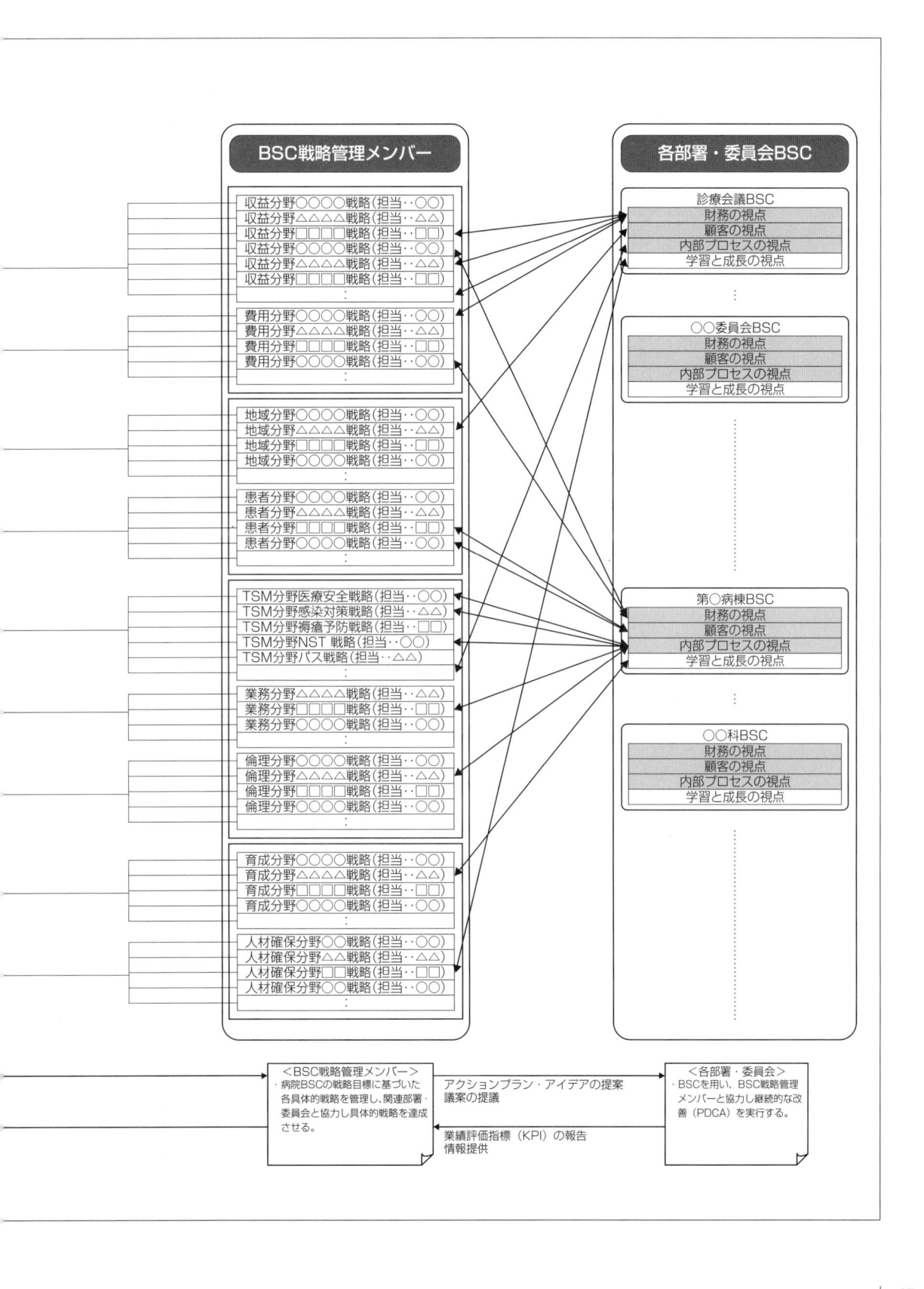

戦略実行力強化と BSC の成長 ③

BSC戦略管理メンバー

- 収益分野○○○○戦略(担当‥○○)
- 収益分野△△△△戦略(担当‥△△)
- 収益分野□□□□戦略(担当‥□□)
- 収益分野△△△△戦略(担当‥△△)
- 収益分野□□□□戦略(担当‥□□)

- 費用分野○○○○戦略(担当‥○○)
- 費用分野△△△△戦略(担当‥△△)
- 費用分野□□□□戦略(担当‥□□)
- 費用分野○○○○戦略(担当‥○○)

- 地域分野○○○○戦略(担当‥○○)
- 地域分野△△△△戦略(担当‥△△)
- 地域分野□□□□戦略(担当‥□□)
- 地域分野○○○○戦略(担当‥○○)

- 患者分野○○○○戦略(担当‥○○)
- 患者分野△△△△戦略(担当‥△△)
- 患者分野□□□□戦略(担当‥□□)
- 患者分野○○○○戦略(担当‥○○)

- TSM分野医療安全戦略(担当‥○○)
- TSM分野感染対策戦略(担当‥△△)
- TSM分野褥瘡予防戦略(担当‥□□)
- TSM分野NST戦略(担当‥○○)
- TSM分野パス戦略(担当‥△△)

- 業務分野△△△△戦略(担当‥△△)
- 業務分野□□□□戦略(担当‥□□)
- 業務分野○○○○戦略(担当‥○○)

- 倫理分野○○○○戦略(担当‥○○)
- 倫理分野△△△△戦略(担当‥△△)
- 倫理分野□□□□戦略(担当‥□□)
- 倫理分野○○○○戦略(担当‥○○)

- 育成分野○○○○戦略(担当‥○○)
- 育成分野△△△△戦略(担当‥△△)
- 育成分野□□□□戦略(担当‥□□)
- 育成分野○○○○戦略(担当‥○○)

- 人材確保分野○○戦略(担当‥○○)
- 人材確保分野△△△戦略(担当‥△△)
- 人材確保分野□□□戦略(担当‥□□)
- 人材確保分野○○戦略(担当‥○○)

各部署・委員会BSC

- 診療会議BSC
  - 財務の視点
  - 顧客の視点
  - 内部プロセスの視点
  - 学習と成長の視点

- ○○委員会BSC
  - 財務の視点
  - 顧客の視点
  - 内部プロセスの視点
  - 学習と成長の視点

- 第○病棟BSC
  - 財務の視点
  - 顧客の視点
  - 内部プロセスの視点
  - 学習と成長の視点

- ○○科BSC
  - 財務の視点
  - 顧客の視点
  - 内部プロセスの視点
  - 学習と成長の視点

<BSC戦略管理メンバー>
・病院BSCの戦略目標に基づいた各具体的戦略を管理し、関連部署・委員会と協力し具体的戦略を達成させる。

アクションプラン・アイデアの提案
議案の提議

業績評価指標(KPI)の報告
情報提供

<各部署・委員会>
・BSCを用い、BSC戦略管理メンバーと協力し継続的な改善(PDCA)を実行する。

第4章 済生会小樽病院のバランスト・スコアカード

□BSC活動サイクル（9月サイクル）

【各部署BSC活動】
各部門・部署でBSC具体戦略に基づいた取り組みを実行する（9月サイクルのみ4月～9月の取り組み）

当該月 9月

【各部署】
実績値と内容報告を各部門・部署でのBSC具体的戦略シートに記入する

↓

翌月の10日までにTQMセンターに具体的戦略シートを提出する

【TQMセンター】
TQMセンターで各部署より提出された具体的戦略シートを20日までに取りまとめ、統計作成を行う

↓

各BSC戦略リーダーに担当分野の統計を20日に配布する

【BSC戦略リーダー】
各BSC戦略リーダーごとに最終水曜日までに必要に応じて各部署より情報収集し担当分野の統計の分析と対策検討を行う

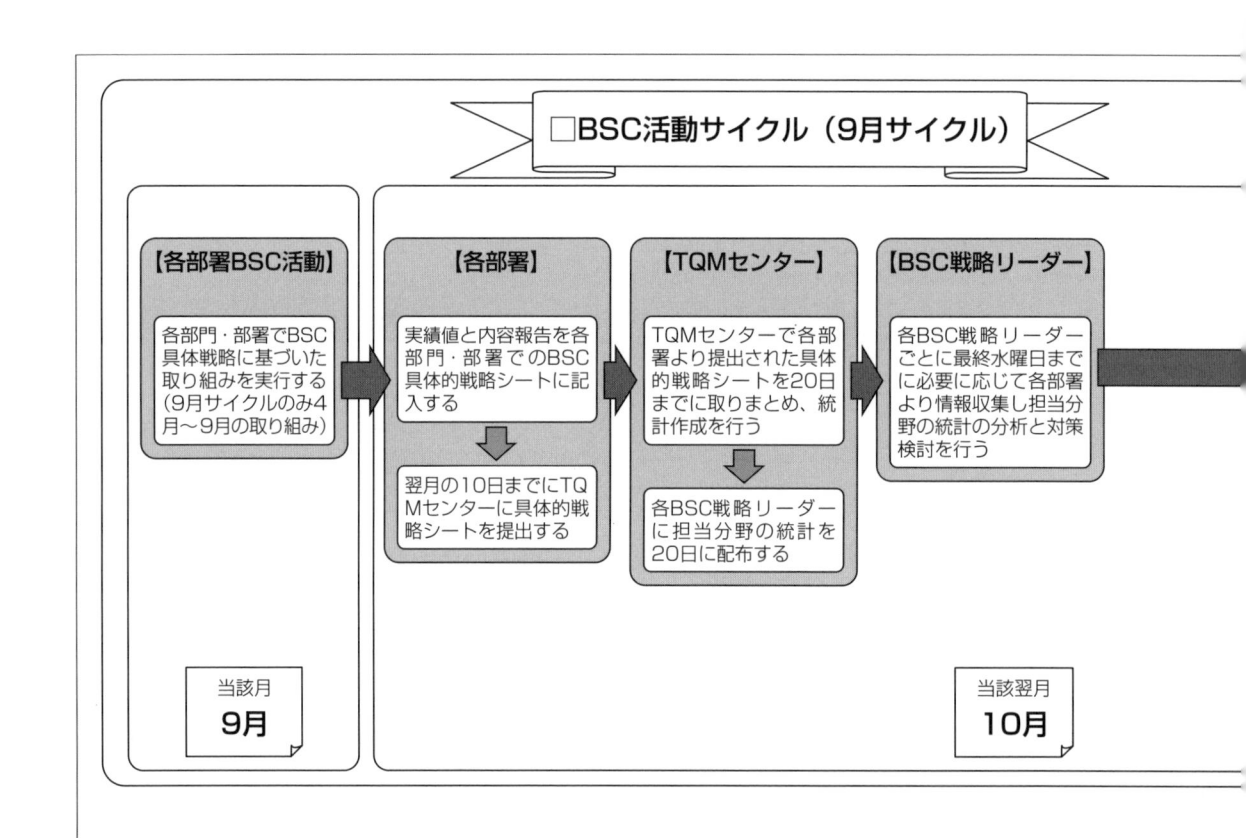

当該翌月 10月

図4-3　2007（平成19）年度済生会小樽病院BSCパス

戦略実行力強化とBSCの成長 ❸

【TQMセンター会議】

TQMセンター会議(最終水曜日4時〜)を開催し、戦略の進捗報告・検討を行う

各BSC戦略リーダは翌月にBSC連絡会議を開催し担当分野の統計報告と戦略指導などの各部署へのフィードバックを行う

【BSC連絡会議】

| 第1火曜日4:40〜5:10 《財務の視点》 |
| 第2火曜日4:40〜5:10 《顧客の視点》 |
| 第3火曜日4:40〜5:10 《内部プロセスの視点》 |
| 第4火曜日4:40〜5:10 《学習と成長の視点》 |

当該翌々月
11月

□次年度BSC作成
(2月〜3月)

TQMセンターでBSC戦略リーダーを中心として次年度のBSCを作成するとともに、関係部署などとの調整を行う

【BSC作成会議】

| 2月第1水曜日4:00〜 《第1回会議》 |
| 2月第3水曜日4:00〜 《第2回会議》 |
| 3月第1水曜日4:00〜 《第3回会議》 |
| 3月第3水曜日4:00〜 《第4回会議》 |

- PDCAサイクル □BSC活動サイクル(10月サイクル)
- PDCAサイクル □BSC活動サイクル(11月サイクル)
- PDCAサイクル □BSC活動サイクル(12月サイクル)
- PDCAサイクル □BSC活動サイクル(1月サイクル)
- PDCAサイクル □BSC活動サイクル(2月サイクル)
- PDCAサイクル □BSC活動サイクル(3月サイクル)

こうした施策は半年ほどの準備期間を要し、2007年度においても、前年度に続いて、医業収益が低迷、業績は悪化した。しかし、当院ではBSCの導入により、戦略の責任体系が明確化され、機動的かつ組織体系的な戦略展開へと変化し、2008（平成20）年度以降に創出された数々の成果の行動基盤となっている。

2　戦略意識の醸成

BSCは目標が数値化されることで、戦略目標の実現に向けての進捗状況を客観的、定量的に見ることができる。しかし、戦略の進捗状況をグラフや表で表現しても、これを見て次への行動に移す職員は一部に限られる状況であった。そこで、職員が戦略に興味を持ち、日々の業務の中で浸透するように経営戦略情報紙（図4-4）を発行した。この情報紙は、コミュニケーション戦略として使われる中刷広告をヒントにしたもので、戦略情報を自然に目にするようにして、戦略と日常業務の因果関係の意識付け効果を狙ったものである。

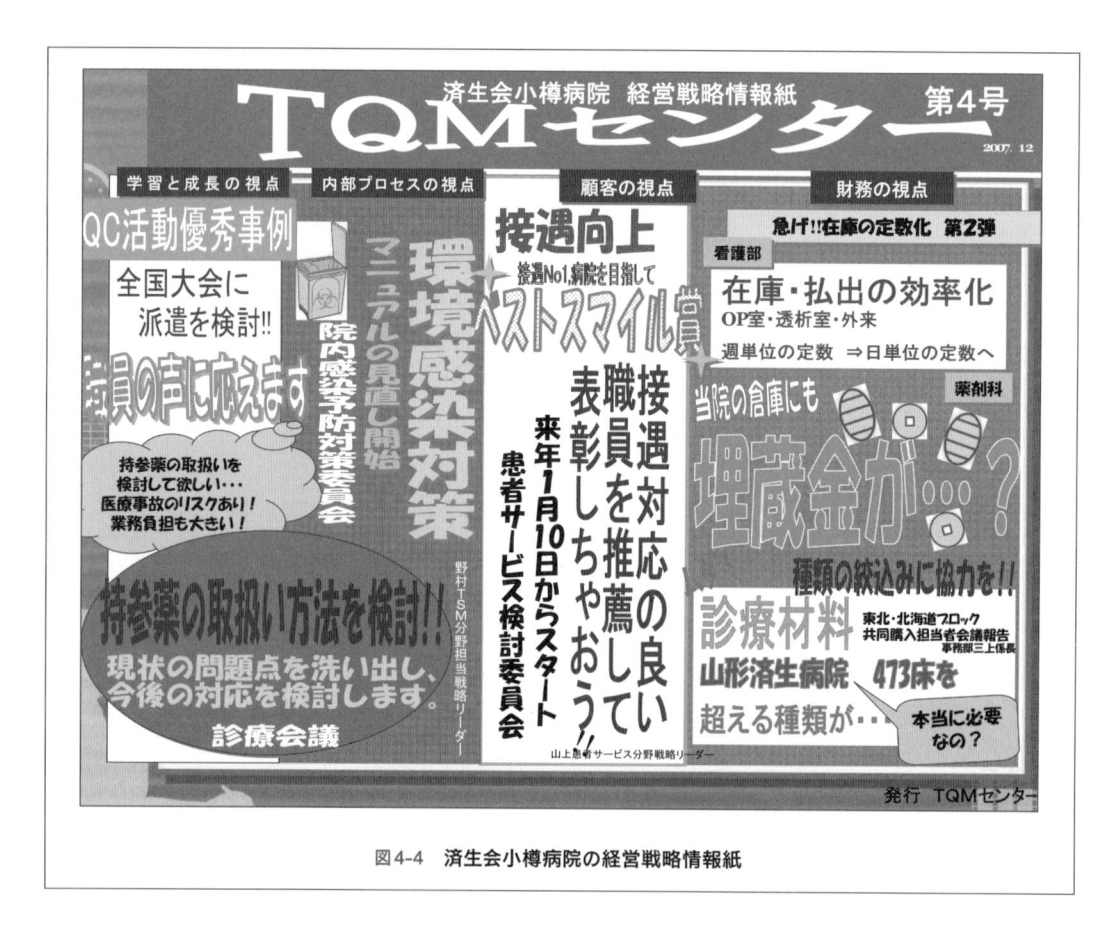

図4-4　済生会小樽病院の経営戦略情報紙

戦略実行力強化とBSCの成長 ❸／「あるべき姿」の再考と「地域に応える病院」としての飛躍 ❹

❹ 「あるべき姿」の再考と「地域に応える病院」としての飛躍

　2006（平成18）年度及び2007（平成19）年度の業績悪化は、これまで通りの改革スピードでは激変する環境の変化に太刀打ちできないことを意味していた。また、地域医療状勢の変化により、地域密着型の急性期病院として、当院の「あるべき姿」を一度立ち止まって再考しなければならない時期にも来ていた。職員が思い描く急性期病院と地域が求めている急性期病院の姿の間にギャップが生じはじめていたのである。

　2007年9月、地域医療におけるニーズと自院の資源を再確認し、当院の「あるべき姿」をSWOT分析で再考することとした（図4-5）。

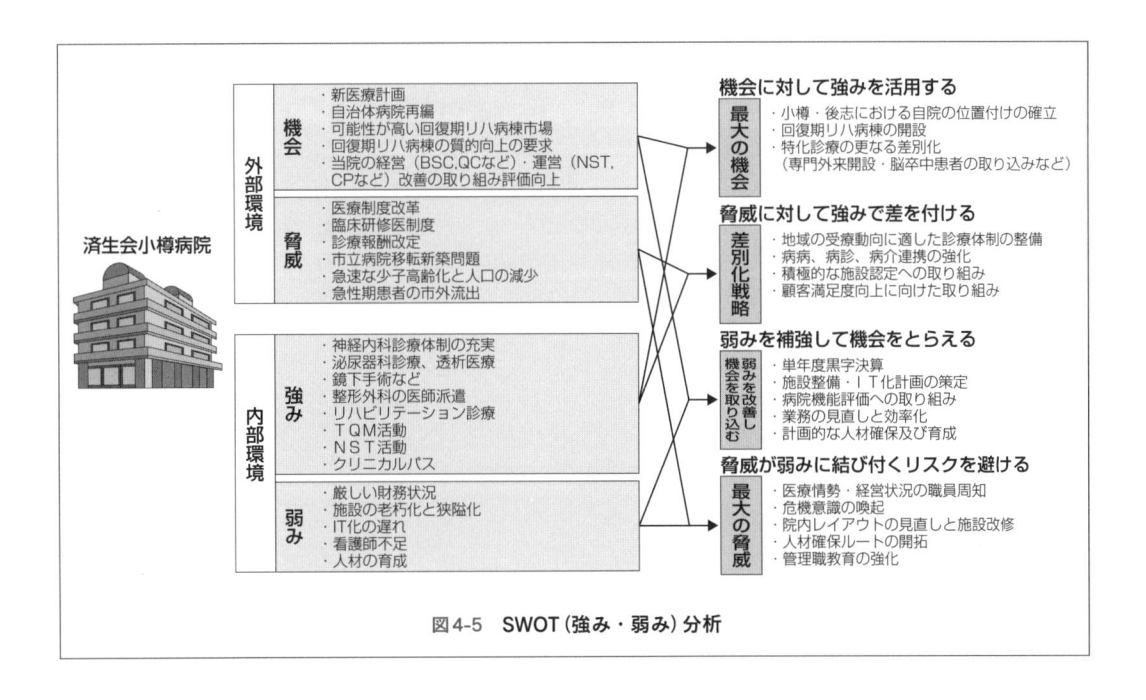

図4-5　SWOT（強み・弱み）分析

【外部環境】
- 機会
  - 新医療計画
  - 自治体病院再編
  - 可能性が高い回復期リハ病棟市場
  - 回復期リハ病棟の質的向上の要求
  - 当院の経営（BSC,QCなど）・運営（NST、CPなど）改善の取り組み評価向上
- 脅威
  - 医療制度改革
  - 臨床研修医制度
  - 診療報酬改定
  - 市立病院移転新築問題
  - 急速な少子高齢化と人口の減少
  - 急性期患者の市外流出

【内部環境】
- 強み
  - 神経内科診療体制の充実
  - 泌尿器科診療、透析医療
  - 鏡下手術など
  - 整形外科の医師派遣
  - リハビリテーション診療
  - TQM活動
  - NST活動
  - クリニカルパス
- 弱み
  - 厳しい財務状況
  - 施設の老朽化と狭隘化
  - IT化の遅れ
  - 看護師不足
  - 人材の育成

- 最大の機会：機会に対して強みを活用する
  - 小樽・後志における自院の位置付けの確立
  - 回復期リハ病棟の開設
  - 特化診療の更なる差別化（専門外来開設・脳卒中患者の取り込みなど）
- 差別化戦略：脅威に対して強みで差を付ける
  - 地域の受療動向に適した診療体制の整備
  - 病病、病診、病介連携の強化
  - 積極的な施設認定への取り組み
  - 顧客満足度向上に向けた取り組み
- 機会を取り込む：弱みを補強して機会をとらえる
  - 単年度黒字決算
  - 施設整備・IT化計画の策定
  - 病院機能評価への取り組み
  - 業務の見直しと効率化
  - 計画的な人材確保及び育成
- 最大の脅威：脅威が弱みに結び付くリスクを避ける
  - 医療情勢・経営状況の職員周知
  - 危機意識の喚起
  - 院内レイアウトの見直しと施設改修
  - 人材確保ルートの開拓
  - 管理職教育の強化

済生会小樽病院

　分析の結果、最優先施策として回復期リハビリテーション病棟を開設するという事業戦略が浮上した。地域医療では札幌市への患者流出などによる市場の縮小が課題となっている一方で、回復期医療を提供する病院が不足し、これを必要とする住民は地元を離れて札幌市へ転院せざるを得ない状況にあった。

　回復期リハビリテーション病棟の開設は地域住民の要望であり、地域に応える事業に値

する。また、札幌市へ流出した患者の受け入れや未開拓分野の差別化により集患効果は高い。さらに、内部資源の調査では、これまで44床で運用してきた療養病棟の活用転換が可能であり、人員体制面でも最小限の投資で施設基準をクリアできることが明らかとなった。

　職員からは、今後も急性期病院を目指す当院の姿と逆行するのではないかという意見があったが、近藤院長が回復期リハビリテーション病棟の開設は地域密着型の急性期病院を目指す当院の「あるべき姿」であることを明確に示し、筆者らがSWOT分析による結果などから「地域に応える病院」に向けての事業戦略を職員に説明して理解を深めていった。そして、2008（平成20）年度のBSCでは、地域住民にとって有益であり、かつ当院の強みを活かす事業戦略として、回復期リハビリテーション病棟の開設を重要戦略に位置付けし、開設準備から稼働後の実績まで管理した。

　現在、この回復期リハビリテーション病棟は計画通り順調に運営され、地域では住民の要望に応える事業として高く評価されている。

　また、これをきっかけに現場からは「地域に応える病院」を意識した創発的な戦略が生まれた。2009（平成21）年度には病院のブランド化を目指した「なでしこブランド」戦略が展開されるなど、戦略実行力の高まりとともに数々の成果が出てきている。

5 今後の展望

　当院では、2004（平成16）年度よりBSCを導入して病院改革を行ってきた。その結果、以下の4つの成果を得ることができた。

①組織経営に戦略性が出てきて、現場での行動が病院のビジョンに向かうようになった。
②組織風土が部分最適思考から全体最適思考に改善し、チーム医療の推進とともに質の高い医療サービスが追求されるようになった。
③組織の戦術展開スキルが向上し、創発的な戦略が実行されるようになった。
④医業収益向上とともに経営状況が改善した（図4-6）。

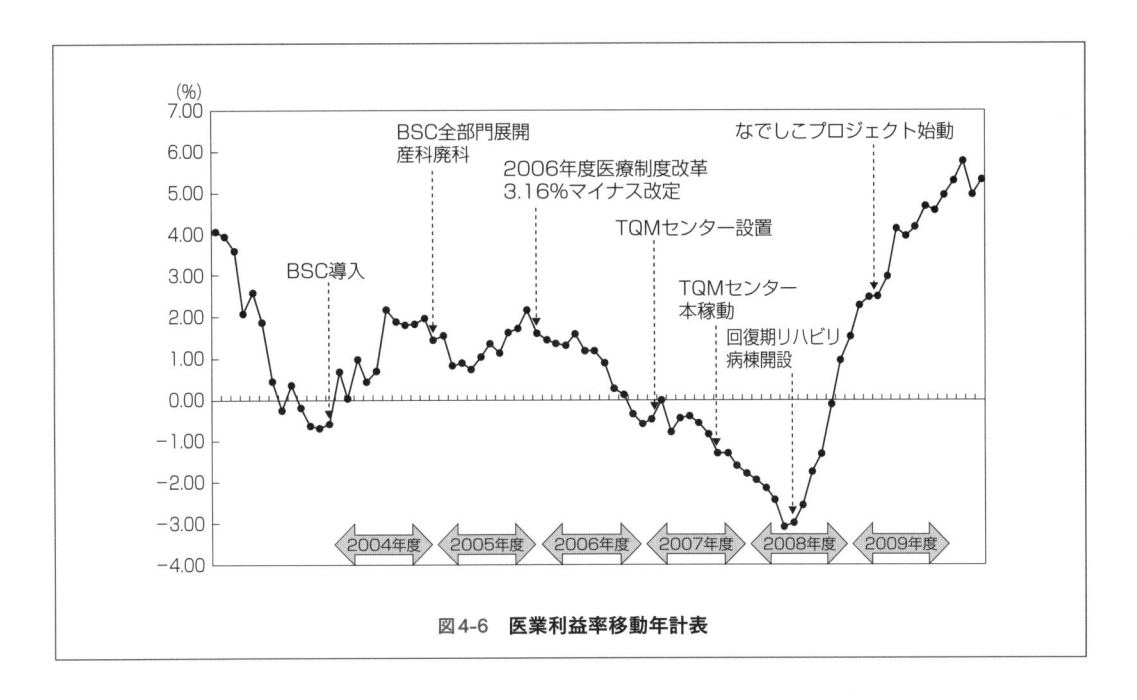

図4-6　医業利益率移動年計表

　成果創出の要因は、BSC導入により組織の戦略が明確化するとともに、全病院的なPDCAサイクルの管理徹底により業績向上への試行錯誤を積み重ねてきたことが考えられる。
　このようにBSCは、どの組織にも見られる試行錯誤を成果へ導く羅針盤の役目を担い、

戦略実行力の高まりとともに、組織向上のスパイラルアップを実現することが可能なツールである。

　2010（平成22）年3月、当院が所属する北海道済生会では、SWOT分析を基に「北海道済生会基本構想」を策定した。今後は、当院の成功体験を生かし、BSCを同グループ内の福祉・介護事業にも波及させ、医療・福祉・介護の一体的提供を目指した事業の展開に取り組む予定である。

第5章

相模原協同病院のバランスト・スコアカード
——医師を巻き込んだ全員参加型の病院作りへ

1 BSC導入の注意点と理由
2 BSC導入で多額のマイナス収支からV字回復
3 全員参加型の病院作り
4 これからの病院経営のあり方

1 BSC導入の注意点と理由

1 BSCを浸透させる4つのポイント

BSC（バランスト・スコアカード）を現場スタッフに浸透させるためには、次の4つを根気強く繰り返し続けることが最も重要である。

①BSCが組織の中心的ツールであるとトップが明言する。
②全員参加で意見を出し合い、戦略マップとスコアカードを作成する。
③全体の戦略マップとスコアカードをすべての部署に落とし込む。
④定期的に目標と実績をデータで検証し、状況に応じて戦略や目標を修正する。

短期間で財務上の成果が表れなくても、全員参加で何度も繰り返す過程で、望ましい組織風土が醸成される。これにより労働生産性が高まり、結果として財務指標が好転するのである。

BSC導入当初に注意しなければならないのは、ごく一部の人だけにしか理解できないBSCの資料を作成したり、将来の機会に目を向けず従来からの問題点ばかり盛り込むことである。これらはBSCが組織に根付かない原因になりがちである。BSCを組織の中心的なマネジメントツールとして定着させるために、こうした原因は必ず改善しなければならない。

2 BSCに取り組む理由

病院経営に活用されているマネジメントツールには様々なものがある。しかし、BSCほど多くの病院組織に欠けているものを解決できるツールは現状ではないだろう。

病院組織には、病院で働く様々な職種の一人ひとりが共通の経営目標に向かって主体的に取り組むといった視点が不足がちである。つまり、お互いの仕事に関心を深めて協力し合い、目標達成の喜びを分かち合い、組織と個人がともに成長するような環境ではないのである。BSCを導入すれば、一連のプロセスを首尾一貫して表現しながら、リーダーの熱い思いを現場に浸透させることができる。

相模原協同病院では、医師の大量退職による5診療科閉鎖、救急医療の崩壊、多額のマイナスという大きな危機を乗り越え、現在はV字回復の軌道に乗っているが、直面する危機が大きいほどBSCの美点は際立つ。

　BSCを活用して全員参加型の望ましい組織風土を作り出すために、トップはどのようにリーダーシップを発揮すればよいのか、事務管理部門が担うべき役割は何か。1つの実践事例として、相模原協同病院の6年間の取り組みとその成果を紹介する。

2 BSC導入で多額のマイナス収支からV字回復

1 相模原協同病院の概況

　JA神奈川県厚生連相模原協同病院が立地する神奈川県相模原市は急速な都市化により人口71万人を超え、全国で19番目の最も新しい政令指定都市である。相模原協同病院は、最も人口密度の高い橋本地区に位置し、地域医療支援病院として市内の救急車を年間約6,000件受け入れ、また、がん診療連携拠点病院として年間約2,000人のがん患者の入院診療を行う、名実ともに地域医療の中核を担う急性期病院である（表5-1）。

表5-1　病院概況

	431床（7対1看護）　第2種感染6床
職員数	840名 （医師数99名うち初期研修医16名）
主な認定	1998年　災害医療拠点病院 2003年　臨床研修指定病院 　　　　　地域医療支援病院 2006年　DPC対象病院 　　　　　がん診療連携拠点病院 2009年　病院機能評価更新Ver.6.0

　しかし、2003（平成15）年頃の状況は、急速な地域の発展に対応すべく急性期病院として機能を整備していくなか、病院の将来ビジョンが浸透せず、現場と経営陣の意識の乖離が起き、働く職員のモチベーション低下などを背景に業績低迷が深刻化していた。さらに、2005（平成17）年より新臨床研修医制度の影響もあって医師の大量退職が重なり、5診療科閉鎖、救急医療の崩壊などの影響により、2006（平成18）年度収支実績では開院以来最悪のマイナス計上となった。
　相模原協同病院では、2004（平成16）年よりBSCを導入し、「全員参加型の病院運営」への変革に取り組みはじめていた。それから6年を経た結果、年々飛躍的に労働生産性が高まり、2009（平成21）年度は経常利益率5.4％、最悪であった2006年度に比べて約18

億円の収支改善を達成し、文字通りＶ字回復を遂げた。

こうした相模原協同病院のＶ字回復を支えた最大のポイントは、院長のトップダウンによる病院ビジョン及び戦略テーマの明示と、ボトムアップによる各部署・各職種の自発的な経営参画である。これによって、全員参加型の病院運営へ変革し、現場で働くスタッフのモチベーションが大きく改善した。その結果として、飛躍的な労働生産性の向上を実現できたのである（図５‐１）。

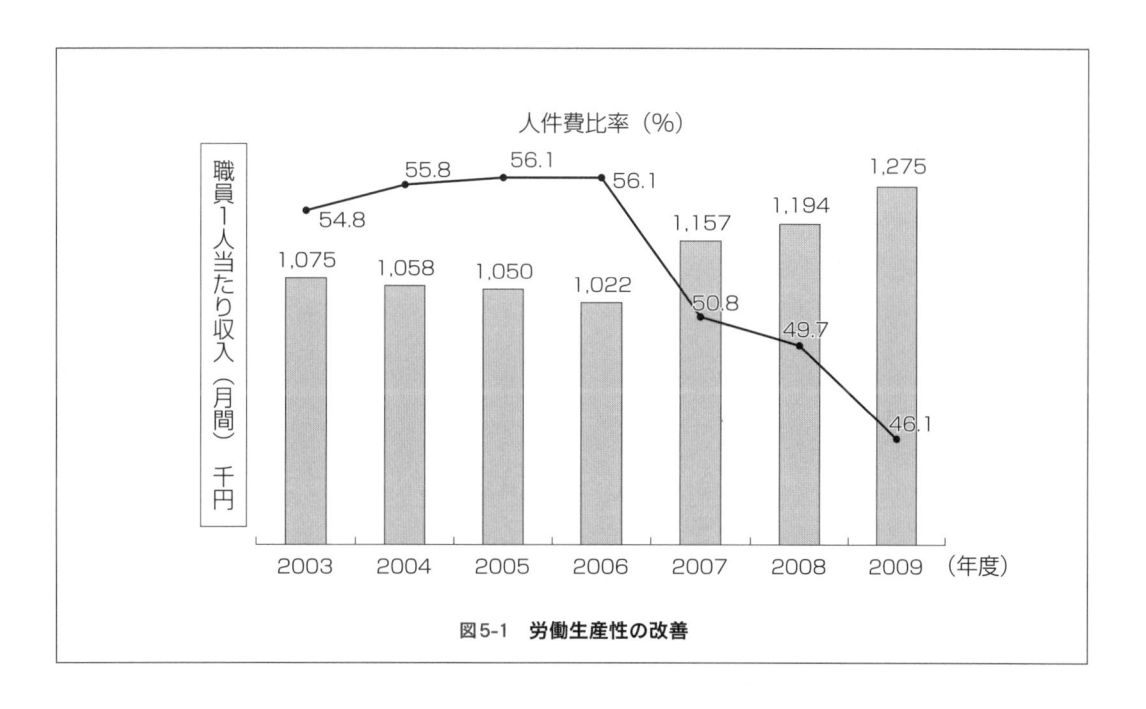

人件費比率（％）

年度	2003	2004	2005	2006	2007	2008	2009
職員1人当たり収入（月間）千円	1,075	1,058	1,050	1,022	1,157	1,194	1,275
人件費比率（％）	54.8	55.8	56.1	56.1	50.8	49.7	46.1

図5-1　労働生産性の改善

2　BSCと他のマネジメントツールの関係について

最近では、BSC、クリニカルパス、DPC（Diagnosis Procedure Combination）、クオリティーマネジメント（Quality Management）のすべて、あるいはどれかを導入している病院は珍しくない。また、どのマネジメントツールを導入すればよいのか迷っている、といった話を耳にすることも少なくない。

しかしBSCならば、これらすべてをトップが中心となって統合的・有機的に運用することができる。個々のマネジメントツールをバラバラに動かすのではなく、経営の質、医療の質をすべて取り込み、医師・看護師・コメディカル・事務職員などの病院で働く全ての職種を巻き込むことができるのである。

第5章 相模原協同病院のバランスト・スコアカード──医師を巻き込んだ全員参加型の病院作りへ

3 全員参加型の病院作り

1 共通言語としてのBSC

　BSCは、1992(平成4)年に業績評価ツールとして米国で考案され、その後は戦略マネジメントツール、組織風土変革ツールとして発展し続けている。一方、当院では、当初から医師をはじめ全職員を巻き込んだ組織風土の変革を志向し、6年間に渡ってBSCの運用を発展させてきた。今では院内の「共通言語」として浸透し、医師をはじめ多くの幹部職員が使いこなすまでに至っている(図5-2)。

　しかし、本当の意味で現場に定着し、病院運営の中心的なマネジメントツールとなるまでには数年間を要した。

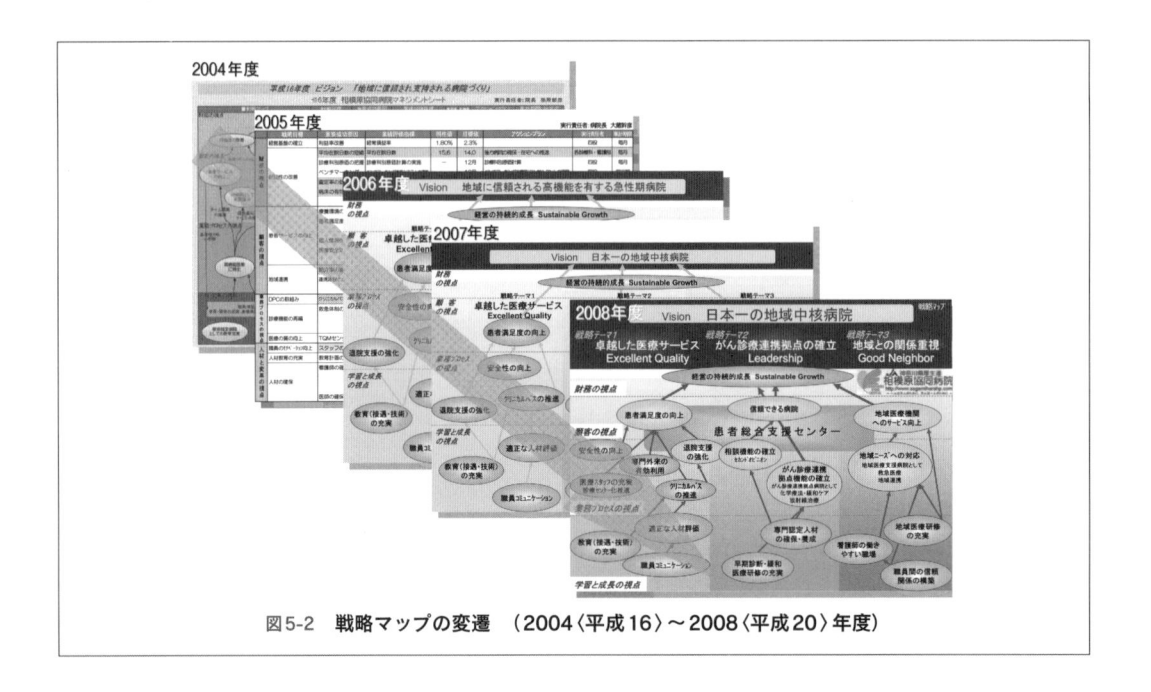

図5-2　戦略マップの変遷　(2004〈平成16〉～2008〈平成20〉年度)

2 BSC導入前の状況

　実はBSCを導入する以前にも経営計画があった。すでに30年前より神奈川県厚生連の

3カ年プランの中で、病院の3カ年プラン及び実施事項などを策定し、病院運営会議などで各部署責任者に経営計画を伝達していた。

しかし、これは現場の医師には理解されず「絵に描いた餅」に終わった。これらはいずれも法人本部と一部の幹部だけで理事会等に提出することを目的に作成されたものであり、現場で働く職員の意識の中にまで浸透しなかった。病院のビジョンや戦略が曖昧、各部署の行動計画がない、明確な目標値が示されていない、といった問題を抱えていたのである。

3 BSC導入期（導入後2～3年間）

医療制度改革によって、経営環境が次第に厳しくなっていくなか、業績低迷の打破、経営基盤の強化を目指して、病院運営会議においてBSCを導入することが決定した。そこで、これまでの経営計画の策定方法について根本的な見直しを図り、以前は事務局主導であったのを全員参加型に変えようとした。また、現場職員に周知するため、院長自ら説明してコミュニケーションを図るようにした（図5-3）。

つまり、経営を改善させるために、現場の言葉で具体的な目標を掲げて全員が理解、共有する手段としてBSCの活用を開始したのである。

	以前	現在
策定	本部事務局主導 病院四役だけで調整	院長のビジョン・戦略表明 職種横断的討議
周知	幹部会議資料のみ ⇒　一方通行の伝達	新人・中堅・リーダーへ研修 院長から直接伝達 ⇒　双方向コミュニケーション
特徴	現場不在・形式的	全員参加型

出所：相模原協同病院

図5-3　経営計画策定方法の見直し

4 スプリングレビューによるコミュニケーション向上

次に、各部署責任者が病院全体のBSCに沿って、自部署のスコアカードとなるマネジメントシートを作成した。これらは、院長のビジョン、戦略、目標値指標を取り込んだものであり、医師をはじめ全部署の各責任者が45枚のシートを作成した（図5-4）。

第5章 相模原協同病院のバランスト・スコアカード──医師を巻き込んだ全員参加型の病院作りへ

●病院（院長）のマネジメントシート
評価指標：財務　　　　　4
　　　　　顧客　　　　　10
　　　　　業務プロセス　9
　　　　　人材育成　　　7

●各部署責任者のマネジメントシート
医師　　　　　　21
看護師　　　　　14
コメディカル　　 6
事務員　　　　　 4
　　　　　　計45名

出所：相模原協同病院

図5-4　マネジメントシートの階層構造

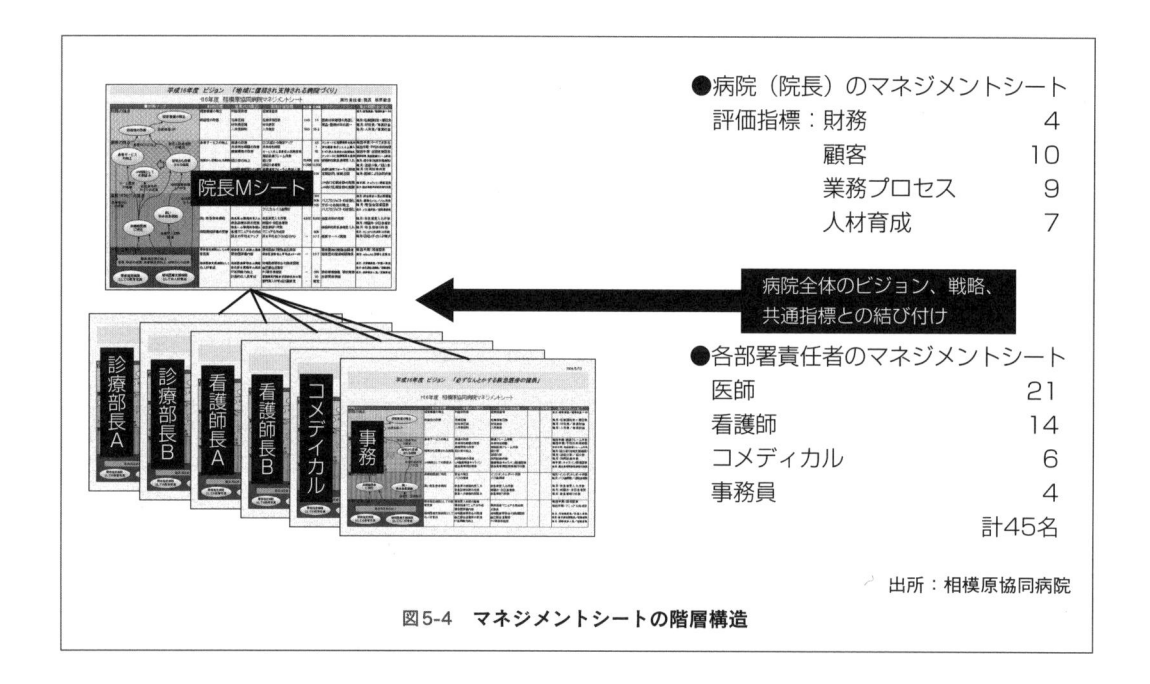

　これらを実践するためには、横の連携を取りながら協力しないと達成できない場合が多い。そこではじめたのが「スプリングレビュー」であった。先ほどの45名の責任者全員が、それぞれの部署のスコアカードとなるマネジメントシートについて公開の場で発表し、質疑応答を通じて相互理解を図った。
　それまでは、病院のビジョン、戦略について各部署が集まって議論する場がなかったが、BSCを活用したスプリングレビューにより、院内の部署間のコミュニケーションが確実に向上したのである。その後も毎年春先に、このスプリングレビューを開催し続け、現在では主要な病院行事の1つとして定着している（表5-2）。

表5-2　BSC導入経過・導入期　（2003〈平成15〉～2005〈平成17〉年）

2003.10	医師（診療部長級）を交えた研修会（1泊2日）による中期計画策定開始
2004.4	病院運営会議でBSC導入決定
2004.5	BSC導入説明会（3回） ・ミッション、ビジョン、戦略について院長が発表
2004.6	第1回スプリングレビュー実施（計5日間） ・マネジメントシート（BSC）を所属長45名が発表
	～以後、毎年スプリングレビューを開催～

5 BSCの発展・定着期（導入後3～6年間）

このようにBSCを導入したが、2005（平成17）年には前述した通り医師の大量退職による5診療科閉鎖、救急医療の崩壊、多額のマイナス収支に陥って、院長が交代した。開院以来、最大の経営危機の時期に新しく就任した院長は、全職員へ向けた方針説明の中で、BSCを当院の経営戦略ツール、医療の質の改善ツールの柱に据えることを強調した。医師がリーダーとなり全部署・全職種が積極的に参画することを強く求めたのである。

それまでは、診療部医師の参画に温度差があったので、管理部門以外の現場スタッフにとって、BSCが病院運営の中心的なマネジメントツールにはなっていなかった。その後、院長により幹部職員戦略策定会議が開催され、診療部長級の医師の積極的な討議による病院戦略マップとスコアカードの作成が行われた。そして、従来行っていたスプリングレビューに加えて、上半期終了時点の進捗状況を発表して全体協議するオータムレビューが行われるようになった。

このような経過を経て、全員参加型の病院戦略マネジメントツールとして、BSCが現場に定着していったのである（表5-3）。

表5-3　BSC導入経過・発展・定着期　（2006〈平成18〉年～現在）

2006.1	院長ヒアリング開始
	各科医師の自主的目標の提出
2006.10	幹部職員戦略策定会議開催（議長：院長）
	医師（診療部長級）が中心になり、中期ビジョン・戦略マップ・BSCの策定開始
2007.11	オータムレビュー開始
	・スプリングレビューの目標値の進捗状況を発表
	・院内データブック配布
	⬇ 以後、毎年度のPDCAサイクルを確立
2010.4	第7回スプリングレビュー開催

6 現在の運用方法

このように工夫を重ねて、病院全体、とりわけ診療部の医師を巻き込むことにより、BSCが恒例イベントとして完全に定着した。現在では40枚（医師20枚、看護・コメディカル・事務20枚）のBSCが院内で動いている。これらを管理する40名の責任者全員は必ず院内で行うBSCに関連するイベントに参加している。

毎年のイベントを順に追うと、まず11月に幹部職員戦略策定会議を行って、病院全体

第5章　相模原協同病院のバランスト・スコアカード──医師を巻き込んだ全員参加型の病院作りへ

の戦略マップとスコアカードを作成（Plan）する。この時は、ビジョンと戦略テーマを議長である院長が明示して、それを受けて参加者全員のワークショップにより戦略目標、重要成功要因、業績評価指標そして目標値を作成する。そして、翌年1月に院長が、各診療科部長が作成した行動計画（Do）をヒアリングし、次の年度初めの4月のスプリングレビューで、各部署が作成したスコアカードを発表する。そして、上半期終了時点の10月にオータムレビューを開催し、進捗状況の発表と全体協議（Check）及び下半期に向けての是正（Action）を行い、毎年度のPDCAサイクルを回している（図5-5）。

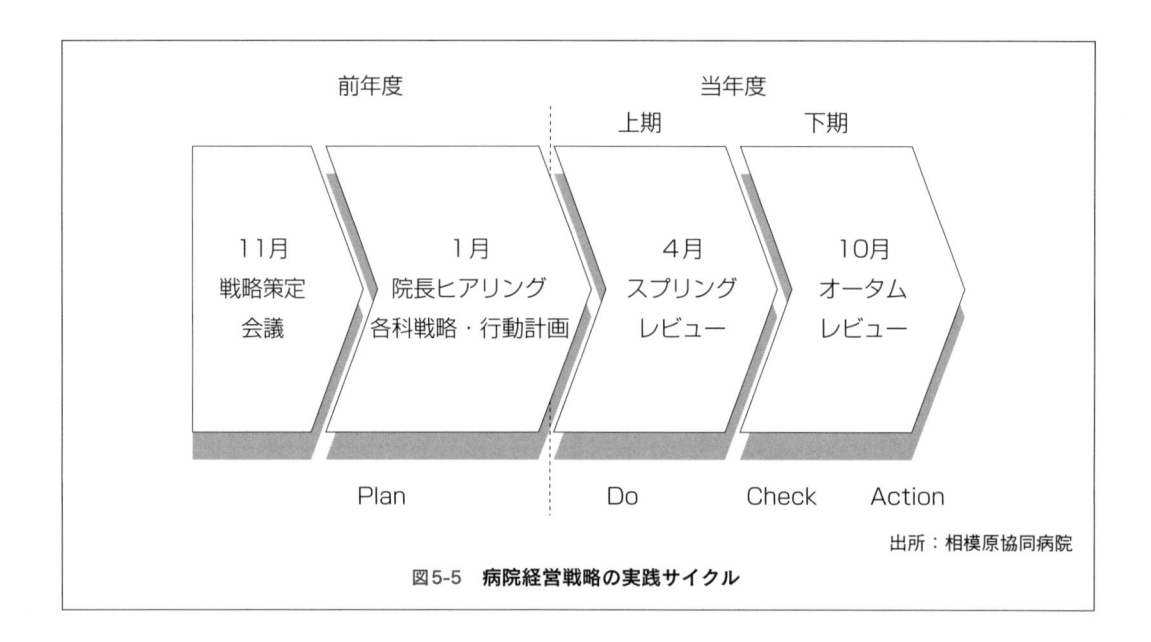

図5-5　病院経営戦略の実践サイクル

出所：相模原協同病院

7　実践サイクルの重要性

　これら一連のBSCの実践サイクルにおける最大の効果は、「病院ビジョン・戦略のカスケード（落とし込み）」、「現場の成果の可視化」であり、これらの繰り返しが組織風土を変革するための最も重要かつ唯一のサクセスファクターである。
　今では、医師・看護師・コメディカルが各学会で発表するプレゼンテーションのスライドが、病院のビジョン・戦略マップのスライドから始まるほどにまで、現場スタッフの間にもBSCが浸透した（図5-6、図5-7）。
　このように、ただの「絵に描いた餅」に終わることなく、現場に浸透させることができた最大の要因は、根気強く6年間の実践サイクルを継続してきたことによるだろう。トップである院長の強いリーダーシップと、それを支える事務局の役割の真価が問われるところである。

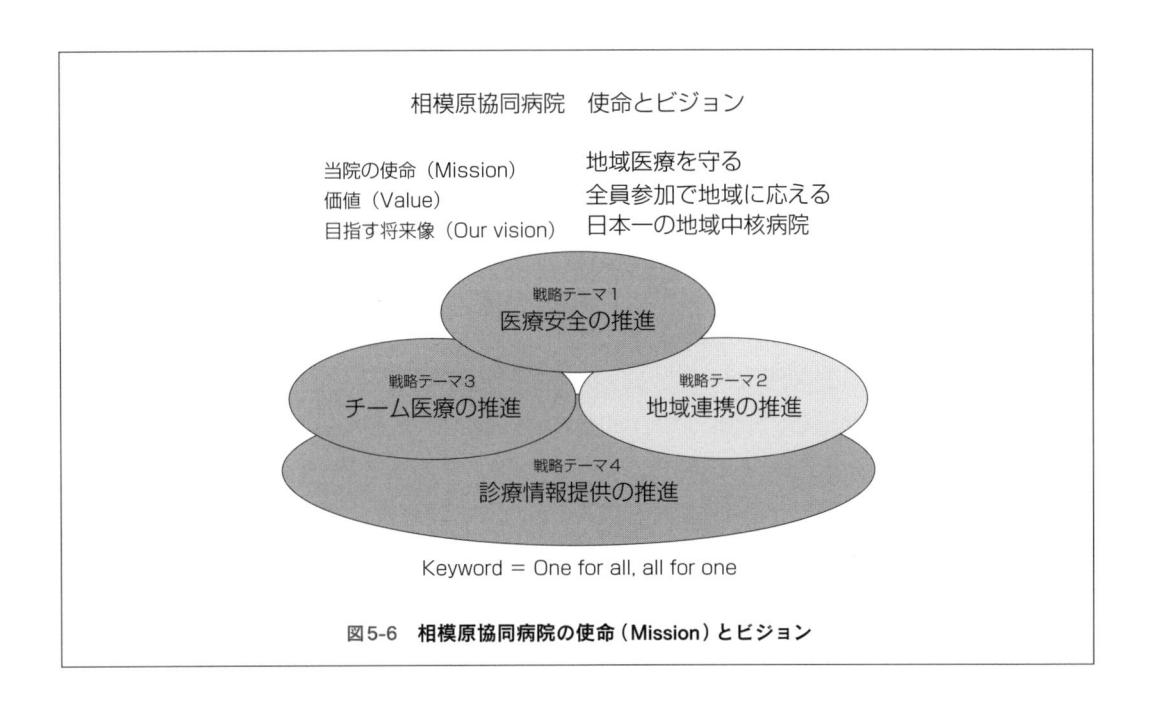

全員参加型の病院作り ❸

図5-6 相模原協同病院の使命（Mission）とビジョン

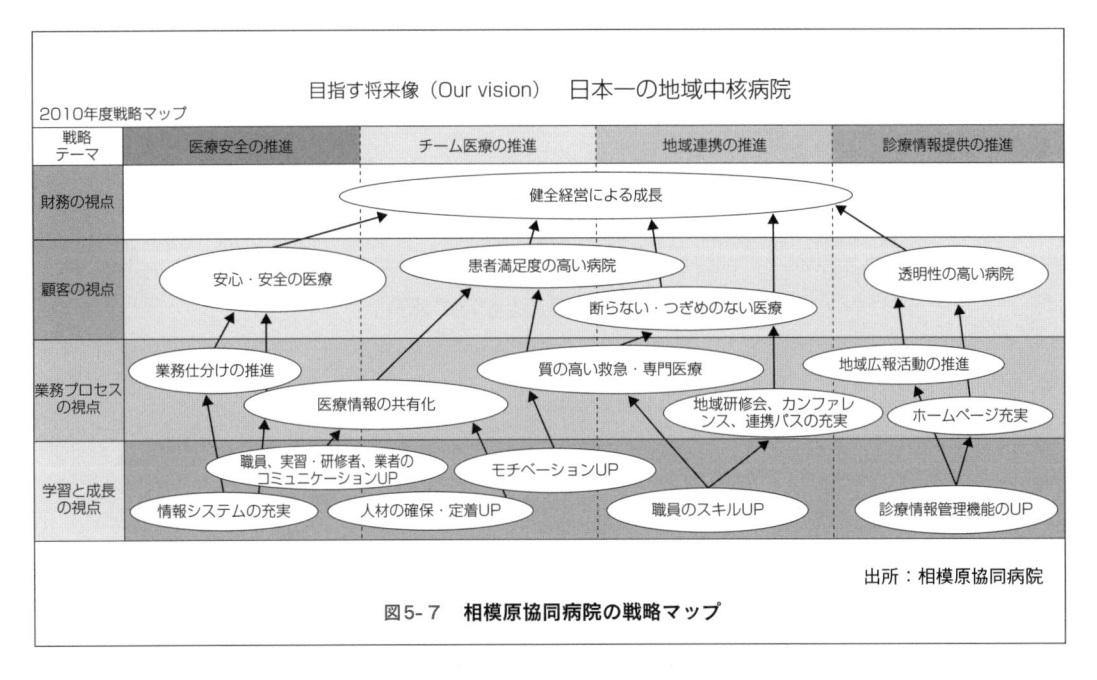

相模原協同病院　使命とビジョン

当院の使命（Mission）　　地域医療を守る
価値（Value）　　　　　　全員参加で地域に応える
目指す将来像（Our vision）日本一の地域中核病院

- 戦略テーマ1　医療安全の推進
- 戦略テーマ2　地域連携の推進
- 戦略テーマ3　チーム医療の推進
- 戦略テーマ4　診療情報提供の推進

Keyword = One for all, all for one

図5-7 相模原協同病院の戦略マップ

2010年度戦略マップ　目指す将来像（Our vision）　日本一の地域中核病院

戦略テーマ	医療安全の推進	チーム医療の推進	地域連携の推進	診療情報提供の推進
財務の視点		健全経営による成長		
顧客の視点	安心・安全の医療	患者満足度の高い病院／断らない・つぎめのない医療		透明性の高い病院
業務プロセスの視点	業務仕分けの推進／医療情報の共有化	質の高い救急・専門医療	地域研修会、カンファレンス、連携パスの充実	地域広報活動の推進／ホームページ充実
学習と成長の視点	情報システムの充実	職員、実習・研修者、業者のコミュニケーションUP／モチベーションUP／人材の確保・定着UP	職員のスキルUP	診療情報管理機能のUP

出所：相模原協同病院

　以上のように、全員が参加することでメリットを享受できるのがBSCの特徴である。特定の部署だけが頑張って、自分には関係ないと思っている人が「たとえ1人でも」いてはならない。ましてや、医師だけは別などというやり方では、成果を手にするのは難しい。そのためには、トップが根気強くビジョンを全職員へ伝え、各現場へ落とし込む最大限の努力をしなければならない。

第5章　相模原協同病院のバランスト・スコアカード──医師を巻き込んだ全員参加型の病院作りへ

それをサポートするためのフレームワークとしてBSCを越えるものはないと確信している。その際に、トップに対する事務局のサポートは不可欠である。

また、既存の業務に加えて、BSCを導入することが二重の負担になると懸念されることもあるが、例えばDPC、クオリティーマネジメントなどで得られたデータは、BSCの運用をサポートする強力な武器となる。これら個々のツールに対して、BSCを中心的なマネジメントツールと位置付けて、経営の質向上と医療の質向上を統合的にマネジメントすることにより、病院全体の活性化につながる。

こうした当院の全員参加型改革のもたらした変化を総括すると、院長ビジョンの全員理解から戦略が現場に浸透し、やがてこの病院で働く職員のモチベーションが向上した。その結果、「個人と組織の成長」が同時にもたらされて、いわゆる「良循環」が生まれた。この繰り返しの過程で、望ましき組織風土が醸成され、それが経営改善という目標を実現するための大きな原動力となったのである（図5-8）。

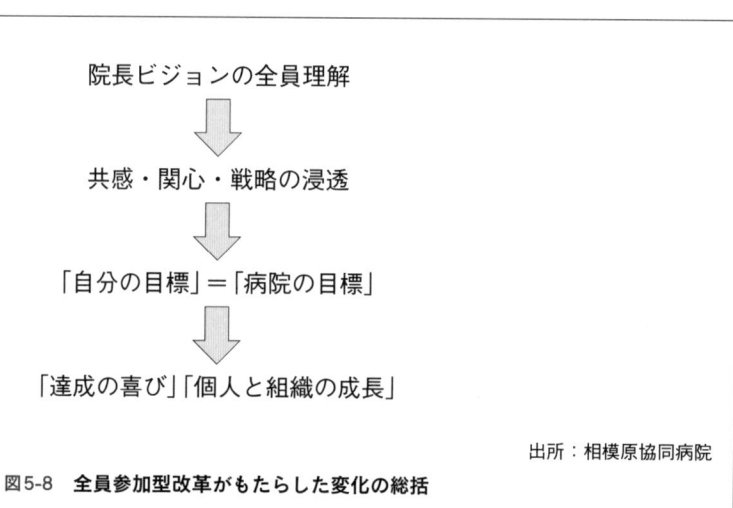

```
院長ビジョンの全員理解
   ↓
共感・関心・戦略の浸透
   ↓
「自分の目標」＝「病院の目標」
   ↓
「達成の喜び」「個人と組織の成長」
```

出所：相模原協同病院

図5-8　全員参加型改革がもたらした変化の総括

4 これからの病院経営のあり方

　このように、BSCを経営マネジメントの中心的ツールと位置付けて、医療や経営の質を向上させるために統合的運用を行ったことが、組織風土を変革するうえで極めて有効であったことは間違いない。しかしながら、BSCやその他の手法自体は日々進化が求められ、いずれ陳腐化する部分があることも事実である。BSCを導入し、運用を継続すること以上に、常に立ち止まることなく変革し続けることが最も重要である。

　どんなに経営環境が変化しても、全員参加で変革を志向する望ましい組織風土だけが組織を成功に導き、どんな時も決して価値を失うことのないかけがえのない資産となるはずである。

　従来からの財務諸表を中心とする経営管理だけでなく、この目に見えない資産をいかに創出するかが、将来の病院の生き残りを左右する重要な問題である。このことこそがBSCを運用する事務管理部門にとって最も大きなテーマである。

第6章
福井県済生会病院のバランスト・スコアカード

1 組織マネジメントシステム導入までの経緯
2 医事課へのBSC導入により実現した円滑なコミュニケーション
3 SQMによるベクトル統一とシナジー効果
4 ES向上のための取り組み
5 ツールとしてのマネジメントシステム

1 組織マネジメントシステム導入までの経緯

　1990年代まで、病院は国が保護している規制の枠の中で成長を続けていたが、現在では規制緩和や構造改革、財政の逼迫による医療費削減など国の政策の波を受けて、その経営環境は大きく変化している。また、診療報酬の自己負担増加から、患者がそれに見合う価値を求める意識も高まっている。患者も医療サービスの質で病院を選ぶ時代である。病院は地域でのポジショニングや自院の機能だけでなく、患者本位の医療サービスを考慮した経営を行っていかなければ存続できなくなった。

　福井県済生会病院は、医療環境、地域環境、患者、連携医、職員など多面的に医療サービスの質向上を考えた経営を目指している。患者に質の高い医療サービスを提供するためには、提供側の職員数も必要で、1993（平成5）年の新築移転時に約500名であった職員数が、現在では1,200名を超えるまでになった。

　それによって、病院の方向性や価値観を知らない職員の増加、組織間の壁、情報非共有などの弊害も起こった。優秀な職員が各部署で増加しても、各部署がバラバラに行動すれば、組織に壁ができて、患者へのサービス提供が後回しになるケースが出てくる。現在の激しく変化する経営環境の中では、すべての職員が病院の方向性を理解し、変化に対応する意識を持って行動することが重要である。患者は様々な職員と接する機会が多く、提供される医療サービスの一部の質が低くても患者満足度（CS）は低下する。CSを上げるには、組織全体で一貫性のある価値を提供しなければならない。

　そこで、当院は全体最適のために、戦略を組織全体で実行し、持続して成長できる継続的な組織マネジメントシステムの導入を考えた。その概要は、BSC（バランスト・スコアカード）による戦略を組織全体で取り組み、後述するように、ISO9001規格で継続的にマネジメントし、シックスシグマのワークアウト手法で組織横断的に問題解決を図る、という多くの職員が参加できるシステムである。

　これは済生会クオリティマネジメントシステム（SQM：Saiseikai Quality Management system）と呼ばれ（図6-1）、職員が対話できる場を提供する。その対話からは組織力の向上のために必要と考えられる、コミュニケーション能力、組織のベクトル統一、シナジー効果、職員満足度（ES）向上、理念に共感した職員などが生まれた。

組織マネジメントシステム導入までの経緯 ❶

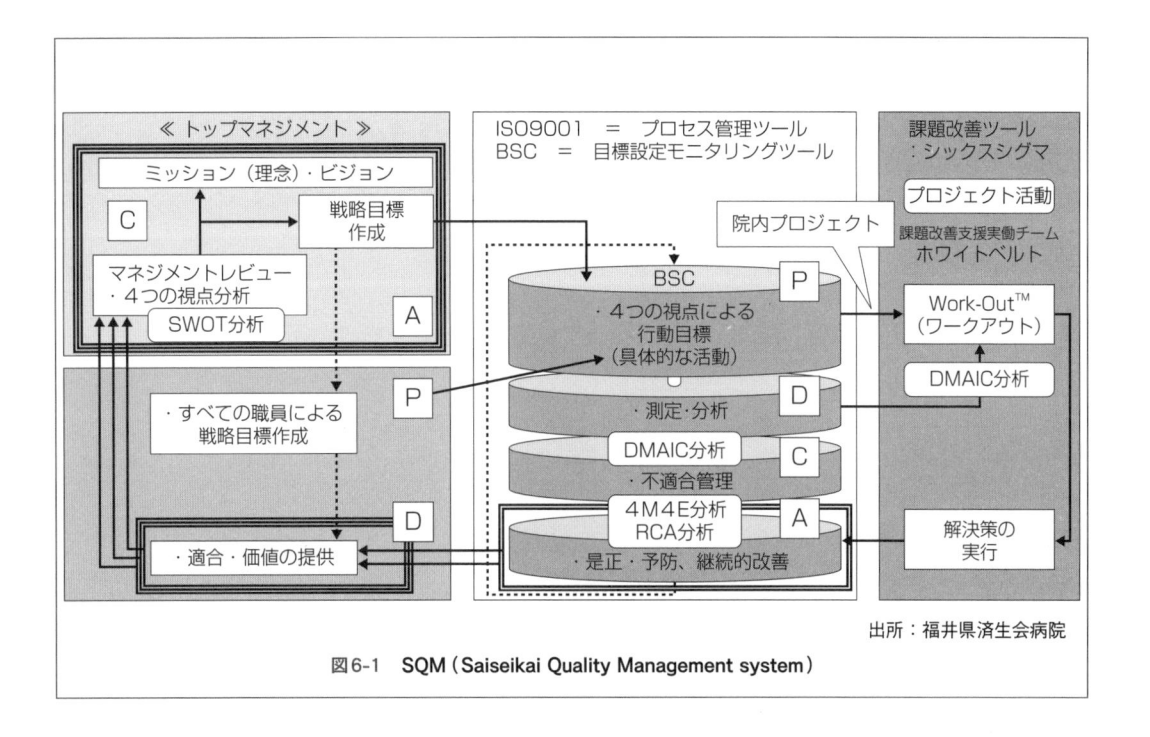

図6-1 SQM（Saiseikai Quality Management system）

出所：福井県済生会病院

2 医事課へのBSC導入により実現した円滑なコミュニケーション

　当院は2003(平成15)年に医事課においてBSC導入を開始した。当時、外来患者数の増加に伴い、サービスを提供する側の職員を増員している最中で、同様に医事課も派遣職員を採用して増員を行っていた。しかし、院内で働く職員数が増加したことで、組織風土が変化してしまい、情報共有や人材育成など様々な面で弊害が出てきた。医事課には、正規職員と派遣職員の間で、情報や医事知識を共有するうえでの垣根があった。例えば、受付や電話で対応するのが正規職員でも派遣職員でも、患者からすれば病院の医療従事者であることに変わりはないが、職員間の情報共有ができておらず、患者クレームになるケースがあった。また、診療報酬請求において、正しい請求を行うためには医事知識の共有が重要だが、教える側の正規職員と教育を受ける側の派遣職員の間にコミュニケーションの壁があったので、請求の質が低下した。こうしたディスコミュニケーションが両職員のモチベーションを下げる要因にもなった。やる気をなくした職員に医事知識や質の高いサービスを求めることは難しいのである。

　これらを解決するには、対話によるコミュニケーションの促進が必要だと考え、BSCを導入した。BSCを通して正規職員と派遣職員がお互いに対話できる場を提供したことで、コミュニケーションの質の向上や病院の向かうべき方向性の共有が可能となった。さらに、BSCの4つの視点の因果関係を理解し、戦略目標や業務をするうえで様々な知識を共有することができた。

　医事課へのBSC導入の成果は、査定率の減少と返戻件数の削減である。BSC導入前の査定率は県内で最も悪く、医事課職員全員が意識して改善していたとはいえない状況であった。そこでBSCを導入して、全員が診療報酬の請求精度を知り、改善目標に向かって行動した結果、全国の済生会病院の中で、査定率が最も低い優秀な病院(400床以上)になった。現場職員が問題点を知り、改善意識を持って行動した結果である。その他にも、BSCによる効果は接遇の向上にも表れた。

　BSCを医事課へ導入した最初の職員アンケート調査結果をみると、戦略的意識に対する強化と共通の目標に向かうことでコミュニケーションの促進が行われ、学習と改善に貢献していることがうかがえた。また、最近の調査結果でも、90％以上の職員がグループ内で情報共有ができ、意見交換を行えたことに対して評価していた。職員全員が共通の問題に対して意識を持ち、問題解決の権限を現場に委ねて行動した結果と推測される。

3 SQMによるベクトル統一とシナジー効果

1 SQMについて

　SQMは、それぞれの技法を別々の独立したツールと考えず、一体化したツールとして扱っている。これらの経営ツールは、導入すること自体が目的ではなく、あくまでも病院改革の手段である。そのための3つのマネジメントツールを補完・融合させ、部分最適化でなく病院全体の最適化を目指している。シナジー効果は組織に一貫性がないと生まれないし、組織全員が参加しなければ効果がない。現場で働く職員が組織の方向性を理解して、考える力と実行する力を身に付ければ、持続的な競争力が生まれる。

　まずBSCは、組織が進むべき方向（目標）について、4つの視点を使い、戦略マップにより可視化する。戦略目標を達成するための具体的なプロセスは、スコアカードで構築する。SWOT分析からはじまり、目標の作成、アクションプランの実施、目標達成までの改善など、PDCAサイクルを回さなければならない。この過程が、経営層レベルから現場レベルまで、共通の目標で対話できる場である。職員同士が共通の目標に向かうことで垣根が取り払われ、知恵や知識を出し合える環境となる。しかし、BSCを組織全体に広めるためには仕組みが必要で、ISO9001によって病院全体の組織マネジメントを補完している。

　ISO9001は、製品の質を向上させ、改善する仕組みである。継続的に改善する仕組み作りが狙いであるから、もともとレベルを問うものではない。したがって、システムとしてPDCAサイクルに組み入れられているかどうかが大切になる。ISO9001の運用では、年2回の内部監査（当院での呼称はSQMインタビュー）と年1回の外部監査が実施される。自院で育成した職員を内部監査員とし、当院が作成したクオリティーマニュアルに沿った組織運営が行われているか、現場での戦略目標への進捗管理とPDCAサイクルの確認が行われているかなど、各部署のインタビューを行う。このプロセスを通じて、他部署での業務を知って理解を深めると同時に、コミュニケーションの質の向上を図ることができる。

　当院の場合は、BSCを入力するシステムを開発し、部署間で戦略目標の実施項目に対するチェックを日々行ったり、目標値の達成状況を確認することにより、戦略目標に対する組織ごとの意識化を図っている。月次画面から、先行指標と結果指標を比較し、目標値の達成度をモニタリングすることができる。年次実績値一覧の画面も作成し、フレームワー

クの仮説検証を行い、内容を分析して、次年度の改善へとつなげる。これにより、全体のスパイラルアップが図られる。BSCシステムを業務レベルにおいて活用することで、比較的簡単にISOのプロセスチェックを実施することができる。

シックスシグマは、もともとアメリカの通信機器メーカー、モトローラ社における品質改善の手法である。当院では、GE社が業務変革のためのツールとして開発したシックスシグマを使用している。シックスシグマ・プロジェクトは、院内を横串で刺し、組織をフラット化した活動である。テーマごとに関係のある職員が集まり、知恵やアイデアを出し合い、それを基に解決策を立て、実行検証して成果を生み出す。同じ目標を持ってプロジェクト活動をすることで関係性が高まり、結果が認められることで、参加者全員が満足感を共有することができる。プロジェクトの参加者からは、「共通の目標に向かって一丸になれたことが予想以上の成果であった」「見かけと違う隠れた才能に驚かされた」など、ポジティブな意見が多かった。

2 フラットな組織から生まれる価値

さらに当院では、SQMのツールを通して、現場の職員同士で対話できる場を提供することにより、職員間のコミュニケーションを高め、フラットな組織作りを目指している。

一般的に病院は、セクショナリズムが強いといわれている。各職種や部署間は、縦割りになっていて、知恵や知識、それに伴う経験が偏在していることが多い。それらを共有すれば、シナジー効果で組織として大きな力が生まれるはずである。古い組織体制では、規則遵守、強制的なトップダウンなど、現場の意見を反映させないことが多かった。このように現場に意思決定の権限がない体制では、現場が判断して提供する安心・安全についてのサービスが損なわれ、逆に利益優先による効率の追求が先にきて、事故や事件になるというケースは稀でない。病院も、現場が患者に安心・安全という価値の提供を第一に考えて行動しなければ、事件や事故が発生し、決して患者から喜ばれたり感謝されたりしない。患者から必要とされている、感謝されていると感じれば、自分たちの仕事に誇りを持ち、働きがいも生まれてくる。フラットな組織にすれば、自由に話し合える雰囲気を作ることができる。現場に権限を委ねることで創造性や想像力が生まれ、患者の価値を考えるために知恵やアイデアを出し合うようになり、コミュニケーション能力が育成される。

SQMを通してフラットな組織作りを目指すことで得られるのは組織力の向上である。「組織が共通の目標に向かう」、「職員同士の協力関係や連携が行われる」、「各々の経験から培われた知恵や知識を出し合う」、「すべては対話によってはじまり融合し合う」、といったことによって新しい価値が生まれてくるのである。

④ ES向上のための取り組み

1 BSCとモチベーション

　職員のモチベーションアップを達成するには、ESを向上させる戦略目標と具体的な実施項目が必要となる。当院の目標は、2007（平成19）年度に作成した3カ年ビジョンの戦略マップにおいて、患者の視点からの「患者満足度向上」、学習と成長の視点からの「職員満足度向上」とした。さらに、年間を通して重点的に改善する年度目標として「働きがいのある職場を目指して」を掲げ、ESを向上するための取り組みを開始した。その目標を達成するために院内プロジェクトを立ち上げて、組織横断的に働きがいのある職場を作ることを目指した。
　ESが向上すると、モチベーションの高い職員が育成され、患者が期待している以上の価値を提供することができるといった効果が生まれる。BSCの因果関係のように、患者から褒められたり喜ばれたりすれば、そこから職員のやりがいが生まれる。職員のモチベーションが高まれば、学習意欲や提供するサービスの質が向上するのである。

2 ES向上の効果

　2007（平成19）年から実施したES向上の取り組みの結果、定例の職員アンケート調査により、2007年から翌年にかけてESが6〜10％増加したという（図6-2）。そこから、院内全体で様々なアクションプランの取り組みを行ってきた効果を確認できる。「この職場はこんなことまでやってくれる」という期待以上の価値を提供しなければ、驚きや感動は生まれないし、満足度も向上しない。特に「今後もこの病院で働くことで、専門的な技能や知識が向上すると思う」という項目が最も高く推移していた。様々なアクションプランによって、内発的な動機付けにつながっているのである。

第6章 福井県済生会病院のバランスト・スコアカード

図6-2 職員満足度調査の結果（2007〈平成19〉～2008〈平成20〉年）

項目	増加率	2008年	2007年
今後もこの病院で働くことで、専門的な技能や知識が向上すると思う	+9.1%	68.21	57.49
家族、友人、知人などが病気になったら、この病院を薦める	+10.9%	59.96	53.72
職場の人間関係に満足している	+5.7%	61.36	53.21
この病院で働くことにしてよかったと思う	+7.2%	61.58	52.70
全体として、この病院で働いていることに満足している	+10.7%	54.34	45.26
他の病院への転職は考えたことがない	+8.6%	36.23	29.03
家族、友人、知人などが病院勤務を希望するなら、この病院を薦める	+8.8%	35.44	24.59
自分がこの病院にとって必要な人材だという手応えを感じる	+6.2%	28.32	22.64

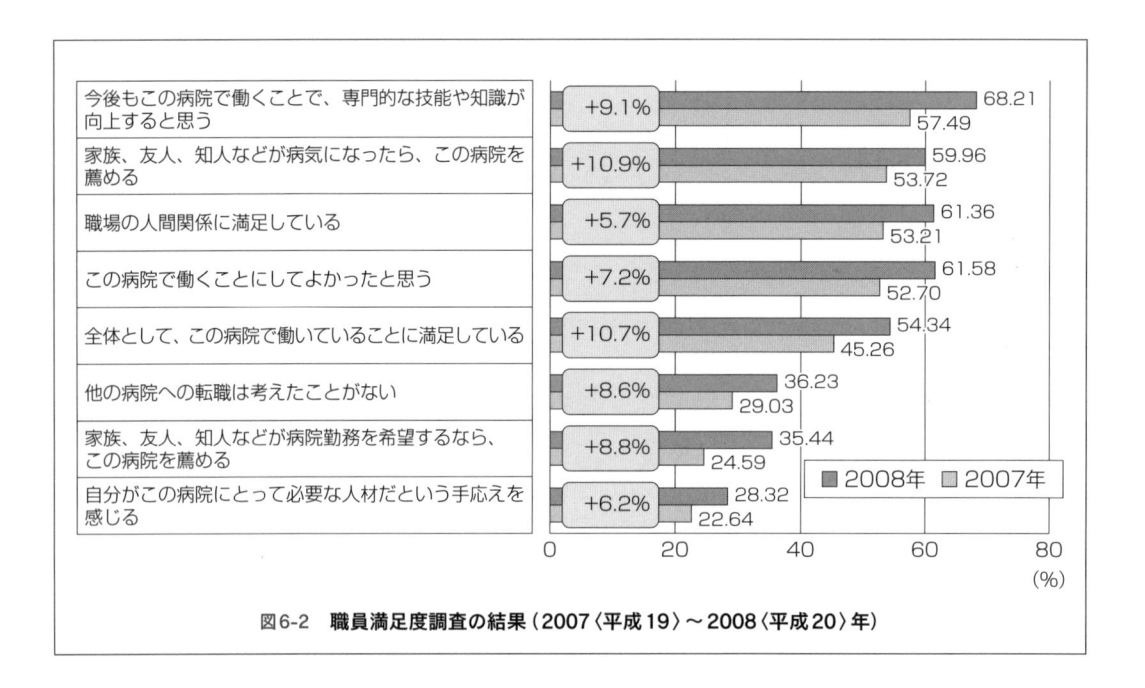

　また、ES向上はCS向上にもつながる。調査によると、2006（平成18）年から2009（平成21）年まで連続してCSが上昇傾向にあることがデータで明らかとなった（図6-3）。厳しい医療環境のなかで、ESもCSも毎年上昇し続けている現状がSQMの効果を証明している。

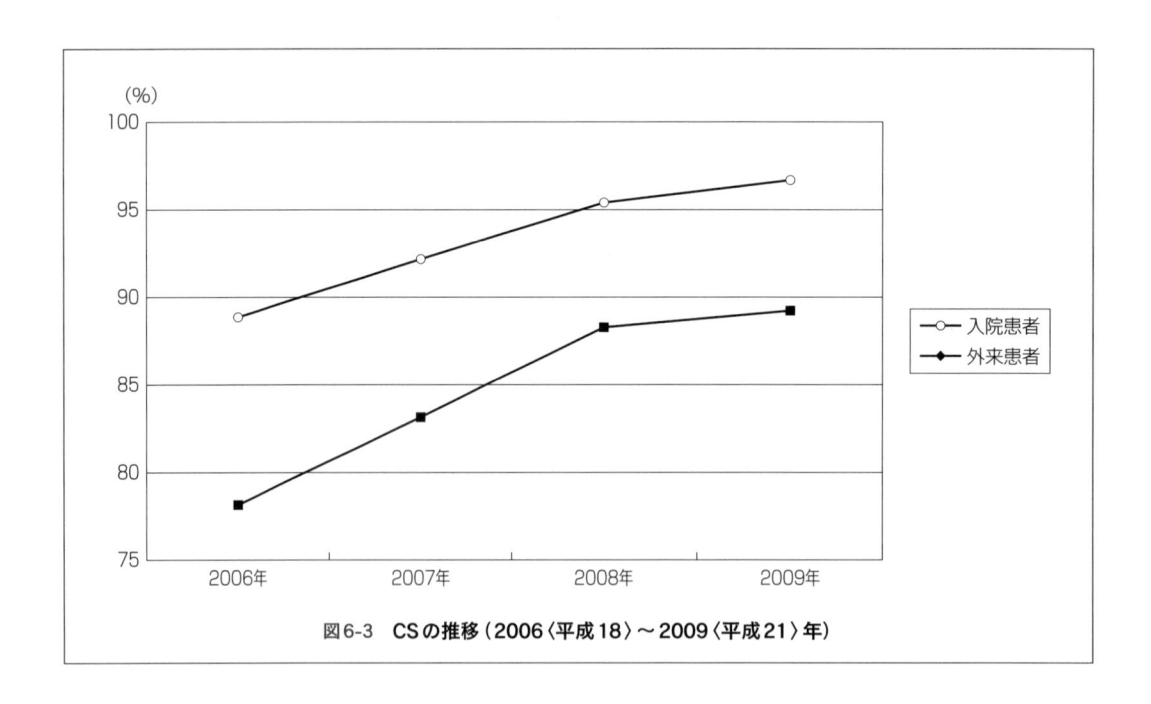

図6-3 CSの推移（2006〈平成18〉～2009〈平成21〉年）

ES向上のための取り組み ❹

　どれだけ優れた名医や医療機器を揃えても、それだけではよい医療を提供することはできない。地域で選ばれる病院であるために、質の高い医療を提供することは大前提だが、最後は「人」に行き着くと考えられる。職員のモチベーションが高い病院は、組織全体が生き生きとして患者に価値を提供することができるというスパイラルが動いている。

　すべての職員が患者に価値ある医療サービスを提供できるよう意識することで、自然と協力し合う風土が生まれる。各専門職が垣根を越えてチームとなり、それぞれの力が融合してシナジー効果が生まれ、患者により質の高い医療を提供できるのである。

　BSCの因果関係のように、患者サービスについて褒められた職員は、もっと勉強してサービスの質の向上を目指す。こうしてサービスの質が向上すれば、CSも向上して病院経営に貢献することになる。ES向上への取り組みを行うことでCSが向上し、理念である「患者さんの立場で考える」ことを実現することができるようになる。

5 ツールとしてのマネジメントシステム

1 職員同士で理念に共感して医療の質を高める

「病院の差は中で働いている職員の差である」

これは当院の経営層の言葉である。個人の能力もさることながら、働いている全職員が理念やバリューに共感して同じ目標に向かい、知恵やアイデアを出し合って生まれるシナジー効果が高まれば、他の病院との差が大きくなると考えられる。

そのためには、対話することで職員同士の関係性を高める必要がある。BSCやISO9001、ワークアウトは、組織全体を戦略に向けてサポートするツールであると同時に、対話のできる場を生み出す。課題なく対話すれば雑談になるが、目的を持って対話をすれば自然に意識を共有することができ、コミュニケーションの質も高まる。よい組織風土は、職員同士が公平にリスペクトし合い、組織と情報がフラット化されて、働きやすい環境が整っているものである。当院では職員同士が、日々様々な場所で、患者の立場に立った医療サービスについて対話している。失敗から物事を学んだり、経験から培われたスキルを共有することで、職員は成長し、医療サービスの質も自然に向上していく。

また、患者や連携医の様々なニーズに迅速に対応するためには、その方向性と情報を共有しなければならない。当院では、現実の姿を把握して受け入れるため、毎年12月にマネジメントレビューを実施している。患者から選ばれる医療サービスを提供するために、まず自院を客観的に知らなければならないからである。病院の現実の姿（外部・内部環境、患者の声、連携医の声、職員の声など）を知ることは、患者や連携医の不満の矛先がどこに向かっているか、患者に価値を提供するために一生懸命働いている現場職員の不満は何かなど、現実の姿を確認する重要な機会である。

こうした事実に基づいた客観的なデータによるマネジメントレビューの情報は、基本的には3カ年ビジョンと当年度重点戦略項目（BSCによる戦略項目）についての結果である。特に3カ年ビジョンは、BSCの4つの視点により因果連鎖する戦略目標となっていて、各視点の戦略目標ごとに経過や結果を報告する。このレビューの特徴は、トップマネジメントはもちろんすべての職員に公開し、情報を共有する点にある。つまり、マネジメントレビューは、全職員に現実の姿を受け入れてもらう機会となり、組織があるべき姿に近づくための大切なプロセスとなっている。

まずは、全職員が理念に共感することである。そうでないと、働くうえで先をみる力や価値の源泉が生み出されず、決してよいサービスや価値を提供することはできない。理念に共感したうえで、自分たちの置かれている内部と外部の環境を把握し、地域で求められる医療と自院のポジショニング、病院の方向性と戦略などを共有することが重要である。また、現場で働く職員は、理念や将来のあるべき姿に近づくために、創意工夫して様々な課題に立ち向かわなければならない。

　当院は「患者さんの立場で考える」という理念に共感した職員が、目的を持って対話することで支えられているのである。

2　SQM導入の目的を明確にして戦略的に行動する

　マネジメントシステム（当院ではSQM）を導入したからといって、経営がよくなるわけではない。マネジメントシステムはあくまでツールにすぎないのである。導入する目的はどこにあるかを明確にしなければ効果は出てこない。当院では「医療環境の変化に対応する」「病院組織の活性化と質の高いサービスの提供をする」「患者からの信頼を得る」といったことを目指しており、SQMをそのためのツールと位置付けている。

　目的を達成するためには、戦略的に行動しなければならない。SQMの中でもBSCはまさに戦略的なツールであり、戦略に向かって行動するべき目標が4つの視点と因果関係で可視化できる。さらに、具体的な行動プロセスもスコアカードによって表現されるので、現場の職員が理解しやすくなり、効果的に情報共有や意識統一を行うことができる。

　病院の方向性を理解した職員が明確な目的を持って行動することで、組織全体に一貫性が生まれ、患者本位の医療サービスを提供することができるのである。

第7章
医真会グループのバランスト・スコアカード

1 BSC導入に至る背景
2 事例1：医真会八尾リハビリテーション病院におけるBSC導入の効果
3 事例2：介護老人保健施設あおぞらにおけるBSCの活用
4 事例3：医真会介護事業センターにおけるBSC作成と運用によるチームワークの形成
5 これからの課題

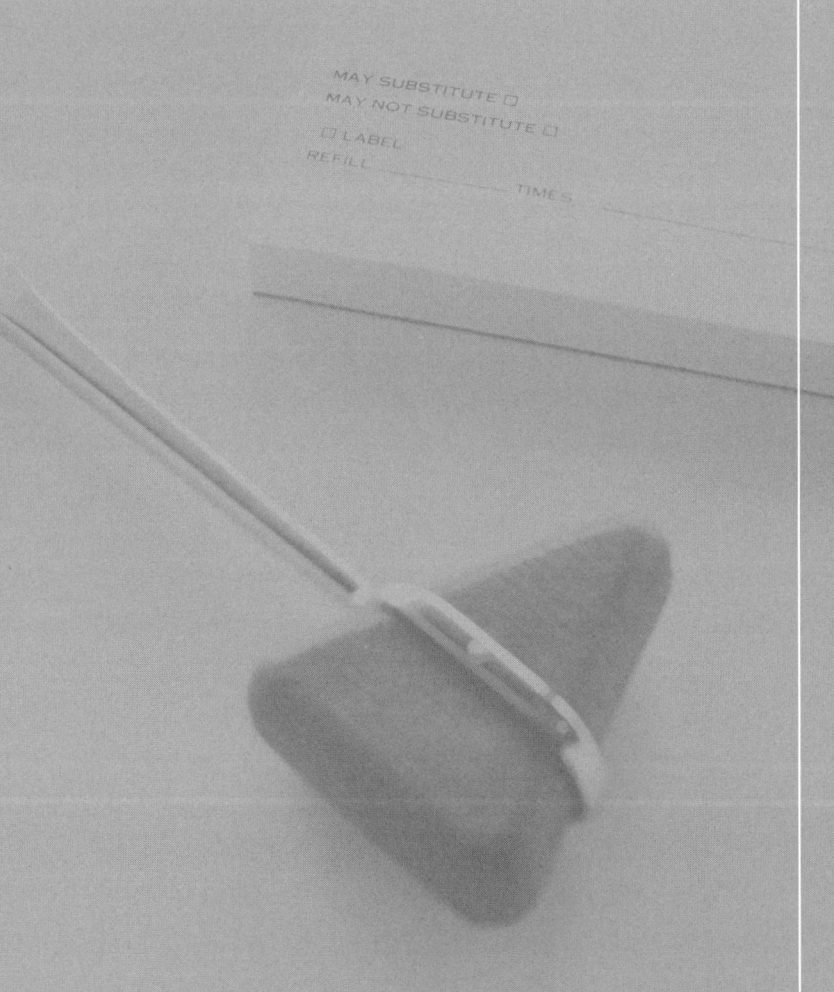

1 BSC導入に至る背景

1 これまでの歩み

　1988（昭和63）年11月、医真会八尾病院は病床規制下における大阪での最後の一般病院（371床）として、「私達は、人間愛に基づき最大の努力で最良の医療を行うように努めます」という理念に基づき、大阪府東部に位置する人口28万人の八尾市で診療を開始した。

　開設当初は知名度も低く経営的には赤字の連続であったが、職員の血のにじむような努力と地域の方々の支援により、1993（平成5）年には黒字転換することができた。

　これまでは個人経営であったが、この黒字転換をきっかけに、1995（平成7）年7月に経営形態を法人に変更し、医療法人医真会として運営を開始した。それ以後、個人病院では開設できなかった関連事業所の開設に着手するため、近隣の明和記念病院（110床）と八尾市の運営する安中診療所に職員を派遣し、グループ化への準備を進めた。

　1996（平成8）年、ふれあい訪問看護ステーションを開設。1997（平成9）年1月には、それまで職員を派遣していた明和記念病院（一般病院）を大阪府の指導で全床医療型療養病床に転換し、医真会八尾リハビリテーション病院（84床）として開設した。また、同年4月には八尾市より安中診療所の運営移管を受け、医真会安中診療所として開設した。

　1998（平成10）年からは介護事業の整備に着手した。1999（平成11）年1月には、老人保健施設あおぞら及び在宅介護支援センターあおぞらを開設し、2000（平成12）年開始予定の介護保険関連事業への参入準備を完了した。

　2000年に医真会介護サービスセンター、2001（平成13）年に医真会訪問介護員養成研修事業を開設し、医真会グループ内で質の高い教育と他研修所より長期間の実習を実施するなど、介護部門の各施設がレベルの高い介護要員を確保できるようにした。

　2004（平成16）年には総合病院が手狭になったため、隣接地に外来専門の医真会総合クリニックを開設して、救急外来以外の全科外来部門を分離した。それと同時に、患者の療養環境向上のために総合病院の改装に取りかかり、2007（平成19）年12月には病床数を301床に減床し、入院治療を中心とした急性期病院として再出発した。

　もともと医療と介護は連続したものなので、最前線の診療から在宅医療や介護まで各事業所の機能を特化し、それらを連携させることにより、地域住民にレベルの揃った最良の医療と介護サービスを提供できるようになった。

一方、2001年12月末に経営破綻した社会福祉法人の運営を依頼された。これを受けて、2002（平成14）年4月に社会福祉法人医真福祉会に改組して、ケアハウスやまなみとして再出発し、厚生労働省が進める医療と介護の在宅シフトへの基盤を確立した。その後、収益は順調に推移し、2006（平成18）年8月には介護付有料老人ホームさとやまを開設し、医真会グループの一員であることによる利用者の安心感と良質な介護サービスを基盤に急速に業績を伸ばしている。

以上が医真会八尾病院開設から今日までの歩みである。現在の医真会グループの組織図を図7-1に示す。

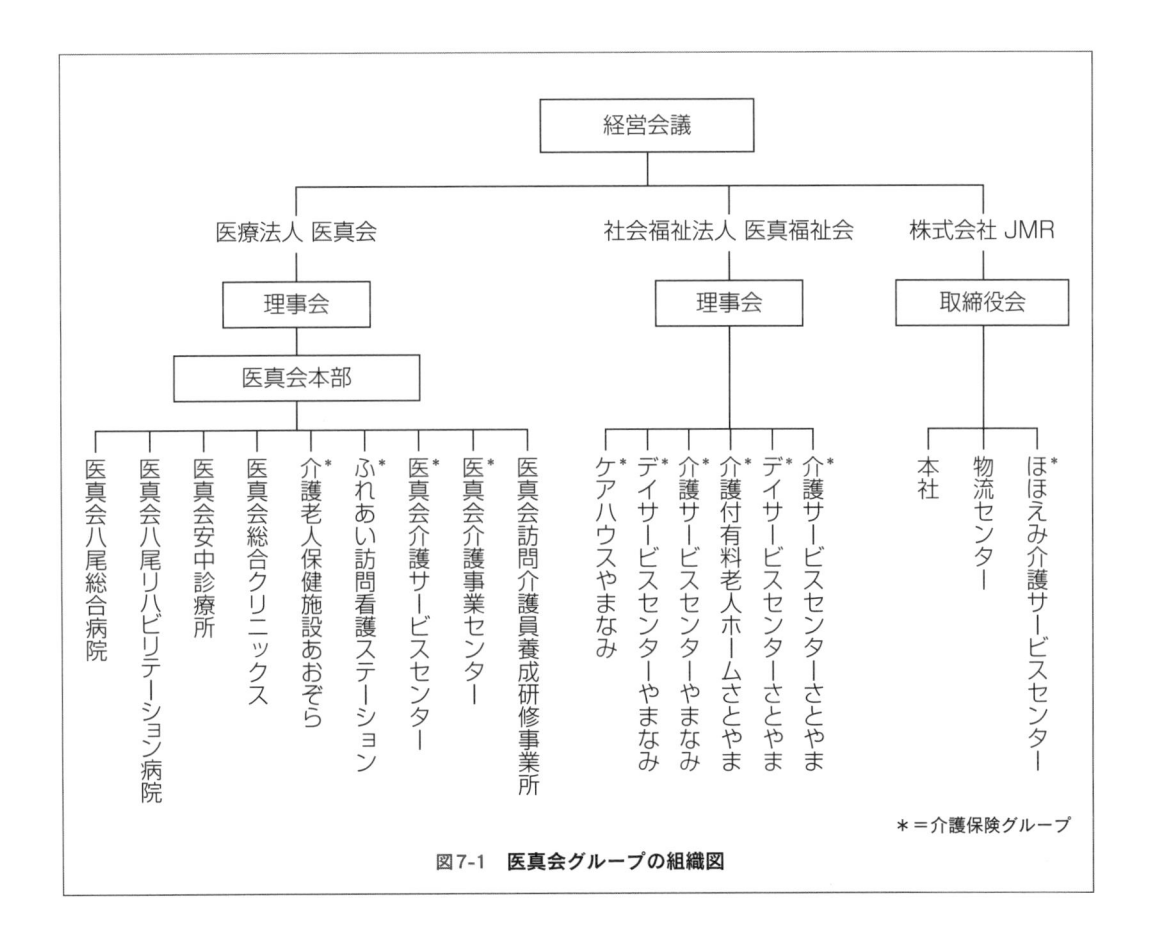

図7-1 医真会グループの組織図

2　BSC導入を決定

1988（昭和63）年の医真会八尾病院開設から10年くらいは、すべてトップダウンで運営を行ってきたが、1996（平成8）年以降は新しい事業所が開設されるたびに職員数が増加し、トップの意向や指示が最前線のスタッフまで的確に伝達されなくなってきた。また、医療業界によくあることだが、財務に関する関心がほとんどないので、財務的な話はトッ

プが何回説明しても、なかなか理解されなかった。

　そこで、2003（平成15）年にトップダウンでBSC（バランスト・スコアカード）経営管理ツールを医真会で採用することを決定した。BSCはハーバード大学のキャプラン教授とコンサルタントのノートン氏が1992（平成4）年に発表して以来、日本各地の主要な医療機関でもマネジメントツールとして活用されており、BSCによる4つの視点の因果関係の説明はいろいろなことを職員に理解させやすいことから採用となった。

　次節以降で、医真会の第14期（2008〈平成20〉年7月～2009〈平成21〉年6月）の事例を報告する。医真会では、本部が提示する目標に合致するよう事前に年度はじめの7月から実行する事業計画を各事業所が作成することにしている。第14期は、厳しい医療経済下で医真会が生き残り、より発展するために全事業所でBSCを作成、実行した。その進捗結果についてはトップから最前線のスタッフまでが討議を重ね、ベクトルを同じにして業績回復を達成することを目指し、本部からは表7-1に示すような目標を提示した。

表7-1　医真会グループ・第14期目標

財務の視点	5,000万円以上の経常利益の確保	総合病院…損益分岐点収入の確保 他事業所…第14期事業計画の確実な実行
顧客の視点	連携の強化による入院患者数の増加	総合病院…入院患者数1日平均260名 　　　　　新入院患者数1月580名　以上の確保 リハ病院…占床率98％、空床期間2.5日以下の実行
業務プロセスの視点	経費の削減	BSCの導入によるスタッフ間のコミュニケーションの活発化を図り、業務プロセスの改善と経費の削減を図る
成長と学習の視点	有能な人材の確保	人間関係の改善を図り、離職防止に努める

② 事例1：医真会八尾リハビリテーション病院におけるBSC導入の効果

1　BSC導入の概要

　医真会八尾リハビリテーション病院は全80床が医療療養病床であり、リハビリに特化した病院である。診療科目は内科・リハビリテーション科・脳神経外科の3科で運営している。

　長期目標としてのミッションは「中河内地域のリハ中核病院を目指す」で、中期目標としてのビジョンは、①回復期リハ病棟取得を目指す、②在宅復帰率の向上を目指す、③職員のスキルアップが可能な働きがいのある職場作りを目指す、④地域連携パスを導入し、他法人からの紹介率アップを目指す――といった4つに集約した。

　このビジョンを実現するため、BSC作成の通例にならい、全職員でSWOT分析をして戦略マップを作成し、第14期のBSCシートを作成した（**表7-2**）。BSCシートの要点は**表7-3**に示した。

表7-2 BSCシート（八尾リハビリテーション病院）

戦略目標		重要成功要因	成果尺度	単位		年間目標値	7月	8月	9月
財務の視点	収益確保	入院収入の確保	病床利用率	%	目標値	98%	98%	98%	98%
					実績値				
			医療区分割合 医分2＋医分3	%	目標値	80%	80%	80%	80%
					実績値				
			医療区分割合 区分3	%	目標値	35%	35%	35%	35%
					実績値				
		疾患との比率	脳リハ患者比率	%	目標値	70%	70%	70%	70%
					実績値				
			入院患者数	人	目標値	28,470	2,418	2,418	2,340
					実績値				
			一日平均入院患者数	人	目標値	78	78	78	78
					実績値				
		外来収入の確保	外来患者数	人	目標値	14,750	1,300	1,300	1,200
					実績値				
			一日平均外来患者数	人	目標値	50	50	50	50
					実績値				
		利益確保	医療利益	千円	目標値	12,690	2,353	3,088	178
					実績値				
		患者単価の適正化	入院日当点	円	目標値	24,766	24,766	24,766	24,767
					実績値				
			外来日当点	円	目標値	13,788	13,788	13,788	13,788
					実績値				
	費用の削減	人件費の管理	人件費率	%	目標値	55.9%	54.4%	54.4%	56.8%
					実績値				
		医薬品の管理	原価率（対全医療収入）	%	目標値	12.8%	12.8%	12.8%	12.8%
					実績値				
		検査項目の見直し	原価率（対検査収入前期の5％減）	%	目標値	52.0%	52.0%	52.0%	52.0%
					実績値				
		その他の管理	光熱費	千円	目標値	21,336	1,778	1,778	1,778
					実績値				
顧客の視点	充実した入院医療の提供	栄養管理	栄養管理実施率	%	目標値	100%	100%	100%	100%
					実績値				
		栄養指導	入院栄養指導実施件数	件	目標値	240	20	20	20
					実績値				
		服薬指導	服薬指導件数	件	目標値	3,480	290	290	290
					実績値				
	外来医療の充実	専門医療の充実	訪問リハ実施件数	件	目標値	240	20	20	20
					実績値				
			外来栄養指導実施件数	件	目標値	60	5	5	5
					実績値				
			禁煙外来延患者数	人	目標値	120	10	10	10
					実績値				
			リウマチ外来延患者数	人	目標値	960	80	80	80

事例1：医真会八尾リハビリテーション病院におけるBSC導入の効果 ❷

月次目標値									アクションプラン	担当者
10月	11月	12月	1月	2月	3月	4月	5月	6月		
98%	98%	98%	98%	98%	98%	98%	98%	98%	空床期間の短縮を含む入退院計画の実施	髙橋
80%	80%	80%	80%	80%	80%	80%	80%	80%	患者の毎日の状態把握	濱野
35%	35%	35%	35%	35%	35%	35%	35%	35%	患者の毎日の状態把握	濱野
70%	70%	70%	70%	70%	70%	70%	70%	70%	各診療科との連携強化、紹介患者の近況報告	逸見
2,418	2,340	2,418	2,418	2,184	2,418	2,340	2,418	2,340	広報活動の充実・紹介先退院先の確保	渡邊
78	78	78	78	78	78	78	78	78	広報活動の充実・全職員の意識の統一	渡邊
1,300	1,150	1,250	1,150	1,150	1,250	1,250	1,150	1,300	広報活動の充実・専門外来の充実	濱野
50	50	50	50	50	50	50	50	50	広報活動の充実・専門外来の充実	濱野
2,701	-1,674	1,951	1,342	-3,391	2,466	934	1,348	1,394		髙橋
24,766	24,767	24,766	24,766	24,766	24,766	24,767	24,766	24,767	原価のかからない入院治療の実施	髙橋
13,788	13,788	13,788	13,788	13,788	13,788	13,788	13,788	13,788	原価のかからない外来治療の実施	髙橋
54.4%	57.3%	54.9%	55.8%	60.4%	54.9%	56.2%	55.8%	55.7%	計画的な採用人事	髙橋
12.8%	12.8%	12.8%	12.8%	12.8%	12.8%	12.8%	12.8%	12.8%	適正医薬品の使用、ジェネリック医薬品への変更	坂井
52.0%	52.0%	52.0%	52.0%	52.0%	52.0%	52.0%	52.0%	52.0%	入院検査セットの見直し（無駄のない血液検査の実施）	稲畑
1,778	1,778	1,778	1,778	1,778	1,778	1,778	1,778	1,778	効率的な使用・使用時間制限の実施	髙橋
100%	100%	100%	100%	100%	100%	100%	100%	100%	栄養管理の早期立案と実行	藤井
20	20	20	20	20	20	20	20	20	医師へのアプローチ・広報の拡大	藤井
290	290	290	290	290	290	290	290	290	病棟との連携と効率的な時間活用	坂井
20	20	20	20	20	20	20	20	20	相談窓口の設置	田村
5	5	5	5	5	5	5	5	5	医師へのアプローチ・広報の拡大	藤井
10	10	10	10	10	10	10	10	10	広報活動の拡大	濱野
80	80	80	80	80	80	80	80	80	広報活動の拡大	濱野

次ページへ

表7-2　BSCシート（八尾リハビリテーション病院）

視点	戦略目標	重要成功要因	成果尺度	単位		年間目標値	7月	8月	9月
顧客の視点	質の高いリハ医療の提供		頭痛・めまい外来延患者数	人	実績値				
					目標値	240	20	20	20
		リハ医療の充実	日祝日リハ実施件数	件	実績値				
					目標値	960	80	80	80
		入院収入の確保	入院リハ実施単位数	単位	目標値	105,081	8,988	9,761	8,037
					実績値				
	情報の提供（広報・営業）	病院訪問	入院相談件数（他施設より）	件	目標値	240	20	20	20
					実績値				
		広報活動	外来患者新患者数（前期実績の5％増）	人	目標値	276	23	23	23
					実績値				
業務プロセスの視点	回復期リハ病棟取得の準備	回復期リハ対象患者の確保	回復リハ対象患者紹介件数	件	目標値	360	30	30	30
					実績値				
		入退院調整	退院時調整加算件数	件	目標値	180	15	15	15
					実績値				
		回転率の把握	在院日数（3F）	日	目標値	90	90	90	90
					実績値				
			在院日数（4F）	日	目標値	90	90	90	90
					実績値				
		在宅復帰	在宅復帰率（3F）	％	目標値	60％	60％	60％	60％
					実績値				
			在宅復帰率（4F）	％	目標値	60％	60％	60％	60％
					実績値				
	院内外の連携強化	空床状況の伝達	入院相談件数（総合病院より）	件	実施値	20	20	20	20
		空床期間の短縮	空床期間	日	実績値	2	2	2	2
		急変時の迅速な対応	逆入院相談件数（総合病院へ）	件	実績値のみ				
		地域連携パスの導入	連携パス対象受入れ患者数	人	実施値のみ				
	環境整備	送迎バスの有効利用	バス利用者数（職員外）	人	実施値のみ				
学習と成長の視点	研修制度の充実	管理職の意識	法人内勉強会参加率	％	目標値	80％	80％	80％	80％
					実績値				
		勤務調整	院内勉強会参加率	％	目標値	80％	80％	80％	80％
					実績値				
		統計データ作成	学会発表件数（年間目標値）	件	年間目標値	5			
					実績値				
		実習生の受け入れ	実習生数	人	年間目標値	20			
					実績値				

事例1：医真会八尾リハビリテーション病院におけるBSC導入の効果 ❷

前ページ続き

| 月次目標値 ||||||||| アクションプラン | 担当者 |
10月	11月	12月	1月	2月	3月	4月	5月	6月		
20	20	20	20	20	20	20	20	20	広報活動の拡大	谷坂
80	80	80	80	80	80	80	80	80	スタッフの確保、代診の実施	田村
9,378	9,028	8,269	8,581	8,722	8,605	7,721	8,695	9,296	スタッフの確保、代診の実施	芳賀
20	20	20	20	20	20	20	20	20	他院への訪問・定期的な情報交換	逸見
23	23	23	23	23	23	23	23	23	ホームページの充実・広報活動の実施	石幸
30	30	30	30	30	30	30	30	30	地域連携パスによる他法人との連携強化	逸見
15	15	15	15	15	15	15	15	15	早期退院計画の立案と実行	逸見
90	90	90	90	90	90	90	90	90	退院後のリスクの早期発見と解決	大西
90	90	90	90	90	90	90	90	90	退院後のリスクの早期発見と解決	松下
60%	60%	60%	60%	60%	60%	60%	60%	60%	リハ診療の充実と、早期退院計画の立案	大西
60%	60%	60%	60%	60%	60%	60%	60%	60%	リハ診療の充実と、早期退院計画の立案	松下
20	20	20	20	20	20	20	20	20	総合病院との連携強化と円滑な入院調整	逸見
2	2	2	2	2	2	2	2	2	インテークから入院までの期間の短縮	渡邊
									総合病院との連携強化と円滑な入院調整	逸見
									交通の便を改善し、患者を獲得する	高橋
80%	80%	80%	80%	80%	80%	80%	80%	80%	早期連絡・目的意識の共有	所属長
80%	80%	80%	80%	80%	80%	80%	80%	80%	各科への連絡徹底・目的意識の共有	所属長
									年間計画の実施	濱野
									学校訪問・求人活動	芳賀

表7-3　八尾リハビリテーション病院BSCシート・第14期のポイント

視点	戦略目標	重要成功要因	アクション
財務の視点	収益確保	入院収入の確保	高医療区分患者の確保
			入院基本料20対1、8割以上基準取得
顧客の視点	充実した入院医療の提供	栄養指導・栄養管理	入院栄養指導・服薬指導
		服薬指導の充実	NST活動
	質の高いリハ医療の提供	リハ医療の充実	日祝日リハ提供体制の確立
		入院収入の確保	入院リハ実施単位数増
業務プロセスの視点	回復期リハ病棟取得の準備	回復期リハ対象患者の確保	地域連携パス導入
		在宅復帰	在宅復帰率の向上
	院内外の連携強化	入院相談件数（法人内外医療機関）の増加	近隣急性期病院訪問
			法人内の情報交換及び円滑な入院調整
		空床期間の短縮	判定会議の見直し
	環境整備	職場環境の充実	病院改築
学習と成長の視点	研修制度の充実	実習生の受け入れ	学校訪問
		法人内勉強会開催	回復期リハWGの立ち上げ
		法人外勉強会参加	病院見学

2　財務の視点

　戦略目標である収益確保のため、比較的医療区分の高い患者の確保に努めた。医師による患者の医療区分及び看護部によるADL区分の適正評価を毎日実施するようにした。また、看護師の夜間勤務を見直し、入院基本料20対1、医療区分2・3に該当する患者の割合が80％以上になるような基準を取得した。さらに、脳血管疾患リハ対象患者の比率を入院患者数の70％以上確保するように努めた。その結果、図7-2に示すように医療区分3の患者が占める割合は右肩上がりに上昇した。入院リハ実施単位数は期首から一時減少したが、3月以降増加した。入院患者単価も2008（平成20）年7月では2万5,000円であったのが、2009（平成21）年6月には3万円まで上昇した（図7-3）。図7-4は「入院リハ実施単位数」と「延入院患者数」のZチャートであるが、延入院患者数は計画値に達しなかったが、「入院リハ実施単位数」は計画値を10.3％上回った。

事例１：医真会八尾リハビリテーション病院におけるBSC導入の効果 ❷

図7-2　医療区分３の患者率及び入院リハ実施単位数（月別）

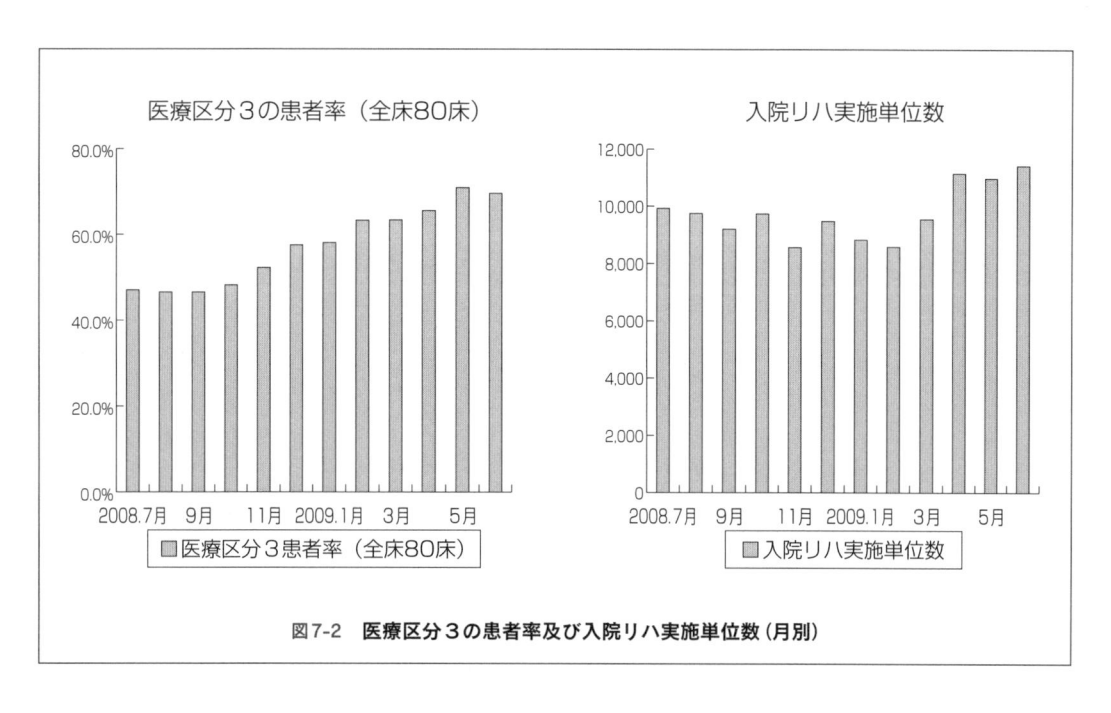

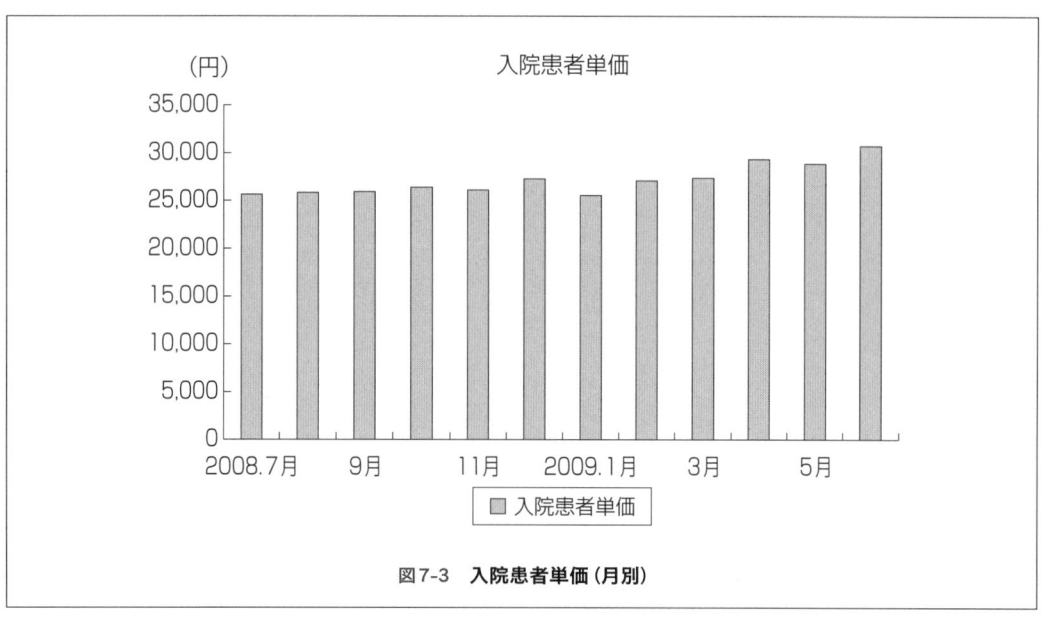

図7-3　入院患者単価（月別）

3　顧客の視点

　質の高いリハ医療の提供を目標に、第14期開始前の2008（平成20）年４月より不完全ながら土・日のリハ提供を試行していたが、８月からは新人も育ってきたということで、祝日にもサービスを拡大した。翌年４月にはリハ要員の大幅増員を行い、年末年始を除い

て365日間途切れることなくリハ提供することが可能になり、図7-4のようにリハ実施単位数も増加し、患者満足度もアップした。

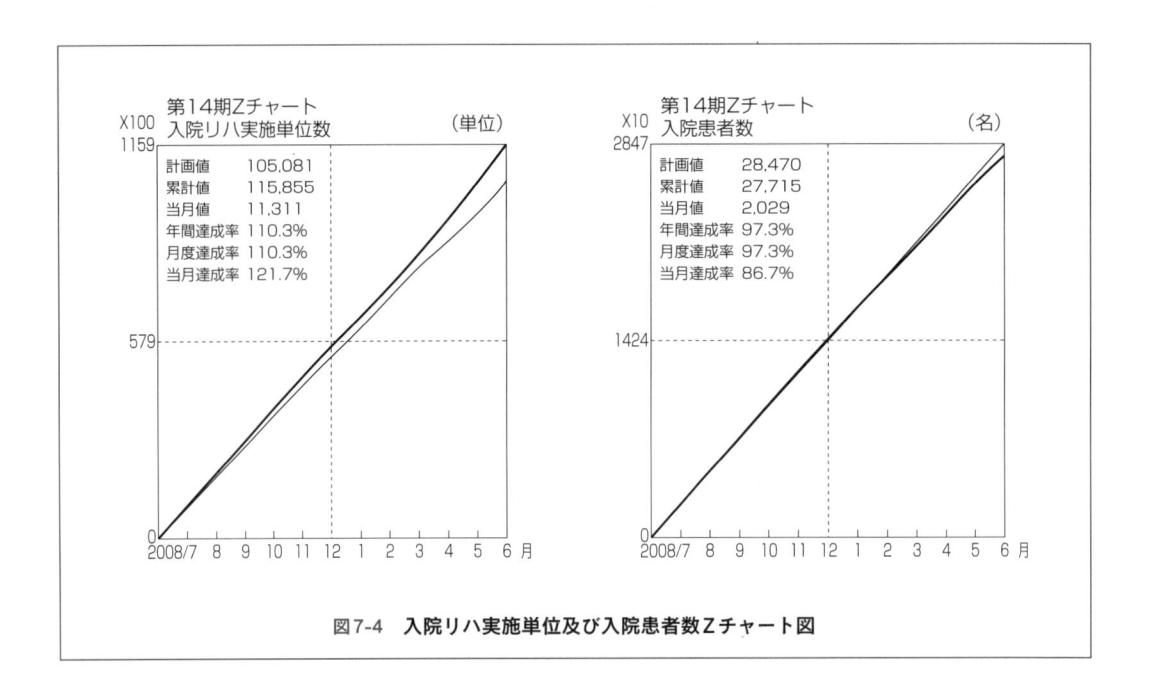

図7-4　入院リハ実施単位及び入院患者数Zチャート図

4　業務プロセスの視点

　院内外の連携強化を目標に、入院相談件数の増加と空床期間の短縮に取り組んだ。看護部・医療福祉科（MSW）・事務部での討議により、従来週1回であった定期入院判定会議を週3回に増加、急な依頼については随時対応する体制に改善した。さらに、入退院時間の改善も行い、入院当日にリハビリ治療をしたり、午前中に入退院ができるようにした。これにより空床期間も減少することができた。環境の整備については、ベッド数を84床から80床に減少し、3病棟管理から2病棟管理に変更することにより、看護職員やリハ職員の動線負荷が著しく軽減した。また、特殊浴槽の増設と一般浴室を介護浴室に改装したことにより、週2回の入浴を週3回にすることが可能となった。回復期リハ病棟取得の準備では、医師が中心となり地域連携パスを導入し、他医療機関との連携を強化した。その結果、図7-5に示すように2009（平成21）年1月以降は他医療機関からの紹介が多少増加しているように思える。

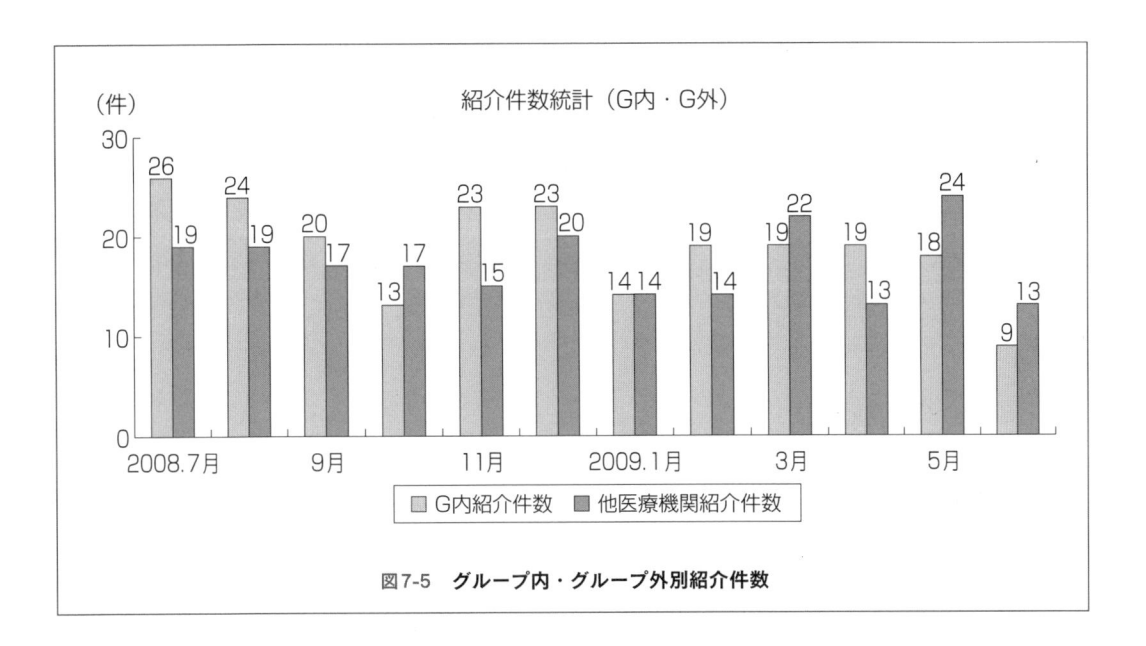

事例1：医真会八尾リハビリテーション病院におけるBSC導入の効果 ❷

紹介件数統計（G内・G外）

	2008.7月		9月		11月		2009.1月		3月		5月	
G内紹介件数	26	24	20	13	23	23	14	19	19	19	18	9
他医療機関紹介件数	19	19	17	17	15	20	14	14	22	13	24	13

図7-5　グループ内・グループ外別紹介件数

5　学習と成長の視点

　実習生については、年間で13の専門学校から受け入れることができた。このことにより、リハ科職員の増強が容易となり、実習を担当する職員のスキルアップにもつながった。

　以上のように、BSC手法に基づいて立案した事業計画を全職員が一致団結して実践したことにより、医真会八尾リハビリテーション病院の第14期事業計画の各指標においてよい成果をあげることができた。表7-4に第14期の実績と計画達成率を示したが、医療収入は約5,300万円、医療利益は約4,200万円アップと、予想を上回る増収増益となった。

表7-4 第14期事業計画の結果（2008〈平成20〉年7月～2009〈平成21〉年6月）

指　標	計画地（千円）	結果（千円）	対比（％）
収入	921,353	974,669	105.8%
原価	184,427	185,820	100.8%
医療粗利益（収入－原価）	736,926	788,819	107.0%
費用	724,236	734,275	101.4%
（人件費）	514,752	521,920	101.4%
医療利益（医療粗利益－費用）	12,690	54,574	430.1%
FM比率 $\left(\dfrac{費用}{医療粗利益}\times 100\right)$	98.28%	93.08%	
労働分配率	69.85%	66.16%	

事例1：医真会八尾リハビリテーション病院におけるBSC導入の効果 ❷／事例2：介護老人保健施設あおぞらにおけるBSCの活用 ❸

❸ 事例2：介護老人保健施設あおぞらにおけるBSCの活用

1 介護老人保健施設あおぞらにおけるBSCの概要

　介護老人保健施設あおぞらは、1998（平成11）年1月に医真会八尾総合病院の併設施設として開設し、地域の医療・福祉の充実に取り組んできた。導入当初は目立った成果は得られなかったが、2007（平成19）年よりSWOT分析までを全員参加で取り組むことで成果が得られるようになった。当施設では積極的に介護福祉士の育成及び採用、職員の増員、長期利用者の看取りを行い、利用者の満足度向上に努めてきたが、2009（平成21）年4月の介護報酬改定により、これらの施設充実に対して加算が導入された。医真会第14期の当施設の事業計画は介護報酬改定を踏まえてBSCを作成し、①施設の充実、②CS／ESの向上、③収益の向上、④ビジョンの達成──を目指した。

　2008（平成20）年度と同様、SWOT分析までは療養部・デイケア部門・リハビリ部門（理学・作業療法科）・栄養科・医療福祉科・事務部の各職種合わせて65名全員で行った。戦略マップ・スコアカードなどの作成は、介護報酬改定による新設加算、スタッフの充実に伴い、算定可能となった加算などを考慮して、施設長、各部署の所属長や主任を中心に行った。**表7-5**に第14期のスコアカードを示す。

表7-5　介護老人保健施設あおぞらのスコアカード（2009〈平成21〉年7月～2010〈平成22〉年6月）

	戦略目標	重要成功要因	成果尺度	目標値	アクションプラン
財務の視点	収益向上	収入・利益増加、未収金回収	収入・利益金額、未収金回収額	収入：前年対比＋7.1％ 利益：前年対比＋22.7％	
	利用者数増加	各サービス利用者増加	各サービス利用人数	入所　87.5名／日 短期　10.0名／日 通所　36.0名／日 訪問　210件／月	○営業活動の強化 ○サービス内容の充実
顧客の視点	リハビリの充実	入所短期集中リハビリ実施	実施回数	66回／月	○算定可能な利用者を受け入れ、遅滞無く訓練を実施
		入所認知症短期集中リハビリ実施	実施回数	70回／月	○算定可能な利用者（長谷川式5～25点）に対して、遅滞無く訓練を実施
		短期入所個別リハビリ実施	実施回数	47回／月	○リハ希望者に対して、週1回の訓練を実施
		通所短期集中リハビリ実施	実施回数	23回／月	○病院を退院した利用者を受け入れ、遅滞無く訓練を実施
		通所個別リハビリ実施	実施回数	295回／月	○リハ希望者に対して、週1回以上の訓練を実施
	認知症の柔軟な受け入れ	迅速な受け入れ	認知症行動障害ケース数Ⅲa以上	54人／日	○受け入れ体制の確立 ○ベッドコントロールの実施（各階）
内部プロセスの視点	協力体制の強化	他事業所訪問の実施	他事業所訪問回数	10件／月	○他事業所訪問　など
	迅速な利用者受け入れ	迅速な利用者受け入れ	緊急入所受け入れ利用者数 緊急短期入所受け入れ利用者数 緊急通所受け入れ利用者数	2件／月 3件／月 10件／月	○利用調整（デイ） ○ベッドコントロールの実施（各階） ○利用判定会議の簡略化　など
学習と成長の視点	接遇教育・サービスの向上	接遇研修の充実	クレーム発生件数	0回／年	○接遇研修会開催 ○マナー向上運動　など
	各職種の専門性向上	施設内教育の充実	施設内研修実施回数	1回／月	○緊急時の対応に関する研修会開催 ○転倒・転落に関する勉強会 ○倫理教育　など

事例2：介護老人保健施設あおぞらにおけるBSCの活用 ❸

　当期BSC作成の特徴は、新設加算項目を重要ポイントの1つとして加えたことで、結果的に収益向上につながる内容となった。戦略マップでは、学習と成長の視点で接遇教育・サービス向上、専門性の向上、内部プロセスの視点では、協力体制の強化、迅速な利用者受け入れ、顧客の視点ではリハビリの充実、認知症の柔軟な受け入れなどを掲げて、顧客の満足度を向上させ利用者の増加を図った。
　また、2009年4月に介護報酬が改定された際、3つの加算が新設された。

①介護福祉士の一定割合以上の配置加算（介護職員総数のうち：入所部門50％、通所部門40％）
②職員増加による夜勤職員配置加算（20床に1名の配置、約70万円／月増収）
③ターミナルケア加算、またスタッフの充実に伴って可能となった短期集中リハビリテーション及び認知症短期集中リハビリテーションの実施加算

　以上の加算を考慮してBSCを作成したところ、収益向上に結び付いたのである。

2　施設の収入・収益と介護士の配置人数

　図7-6は、2004（平成16）年度からの施設年間収入・利益の推移である。BSC導入後、利益は横ばい状態か、むしろ減収であった。その要因には、図7-7のように介護福祉士有資格者の増加、リハビリ職員の増加などが影響したと考えられる。当施設では、積極的に介護福祉士の育成及び採用、職員の増員、スキルアップ、キャリアアップを行ってきた。介護福祉士とホームヘルパーのスキルの違いを基本給で評価してモチベーションアップを実施したので、当初7名であった介護福祉士は24名となり、介護職員全体の7割以上を占めている。

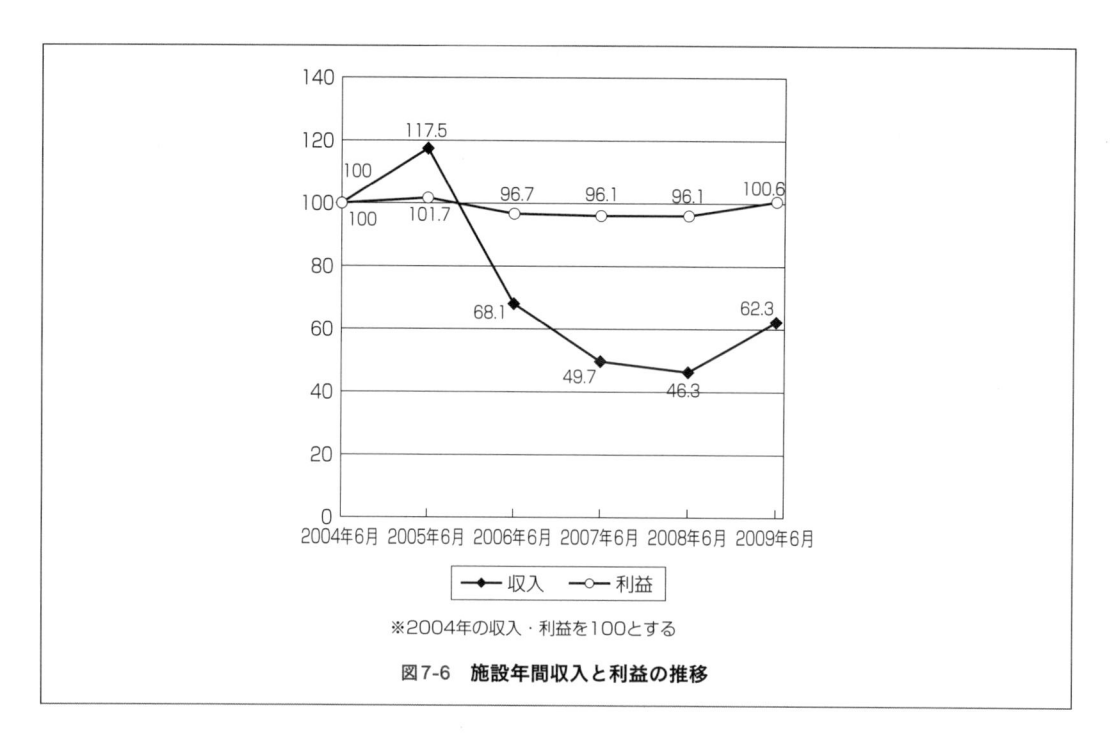

図7-6　施設年間収入と利益の推移

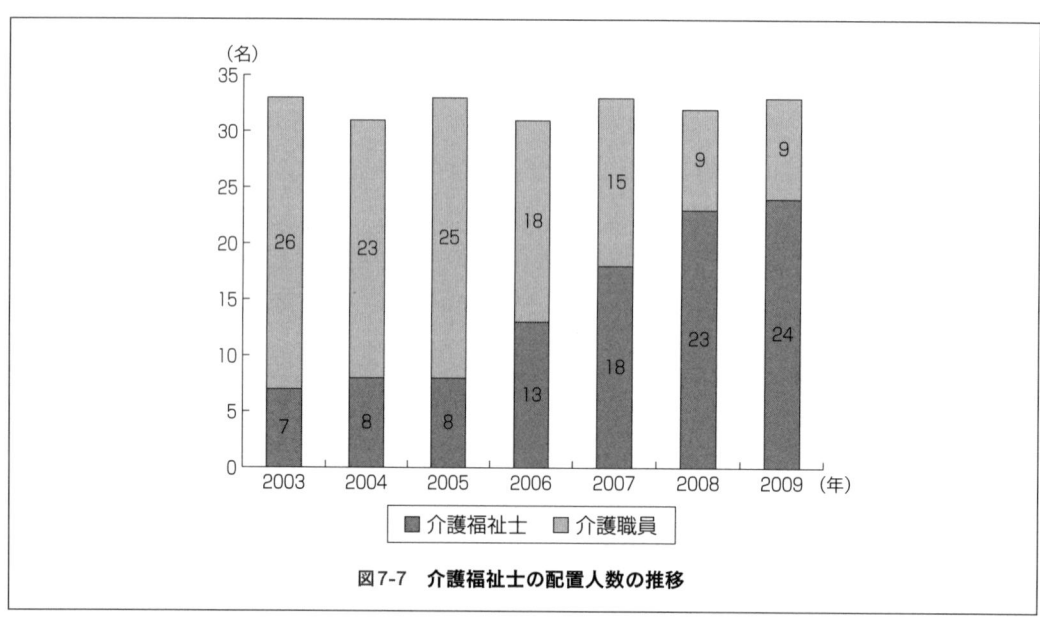

図7-7　介護福祉士の配置人数の推移

　また、リハビリ科の増員は、2008（平成20）年4月より開始した訪問リハビリで顧客サービスを充実させたことによる。図7-8のように収益増加につながり、介護報酬改定によりさらなる増収が見込まれる。

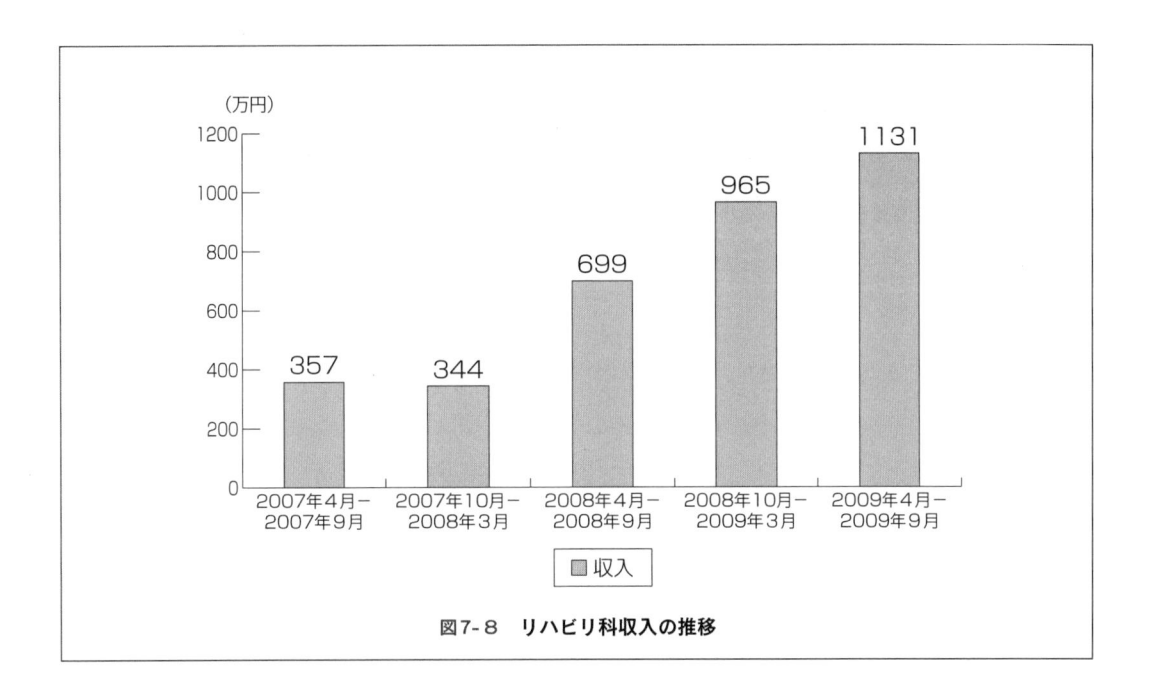

事例2：介護老人保健施設あおぞらにおけるBSCの活用 ❸

図7-8 リハビリ科収入の推移

期間	収入（万円）
2007年4月－2007年9月	357
2007年10月－2008年3月	344
2008年4月－2008年9月	699
2008年10月－2009年3月	965
2009年4月－2009年9月	1131

　過去の取り組みでは、介護福祉士有資格者の多数配置、リハビリ職員の増員、看取りに要する労務負担などは人件費の増加を伴い、収入増加は収益に直結しないこともあった。しかし、CS／ES向上を目指す積極的な取り組みと全職員で考えるBSCの導入は職員のモチベーションの向上に大きな役割を果たし、サービスの質及び利用者の満足度向上に大きく貢献している。

第7章 医真会グループのバランスト・スコアカード

4 事例3：医真会介護事業センターにおけるBSC作成と運用によるチームワークの形成

1 BSC導入の失敗

　在宅高齢者の総合相談窓口「在宅介護支援センター」は、医真会八尾総合病院を母体に1999（平成11）年に2人の職員でスタートし、現在、介護保険制度の導入・改正により「医真会介護事業センター」として「在宅介護支援センターあおぞら」「八尾市地域包括センターあおぞら」「訪問介護員養成研修」の3事業を20名の職員で行っている。
　これら3事業は、介護保険事業の収入の要となるケアマネジメントを行ったり、介護職員の確保及び行政と連携した業務により様々な情報を入手できるので、法人介護保険グループにとって大きな役割を果たしている。
　当センターでは3年前よりBSCに取り組んでいるが、12期・13期は新事業の開始に伴う個人業務の負担を考え、主任・リーダー職を中心にBSCを作成した。できあがった戦略マップをセンター内全職員に配布して説明し、毎週月曜日と毎月末に行動プランの進捗状況の個人評価・報告を行い、その結果から、センター長と主任が計画未達成部分の改善対応策を検討していた。しかし、法令基準に定められた介護支援専門員の仕事は個人業務がほとんどで、その業務をこなすことで精一杯となり、BSC担当としての自覚を持つことができず、チームで活動するには至らなかった。
　その結果、表7-6に示したように13期事業計画対比収入は6％減、ケアプラン数8％減、予防プラン数14％減、訪問介護員養成研修受講者数52％減といったように、すべての事業で計画未達成という結果だった。

事例3:医真会介護事業センターにおけるBSC作成と運用によるチームワークの形成 ❹

表7-6 医真会介護事業センターのBSC運用方法と実績(12期・13期)

	12期		13期			
BSC作成	センター長 主任　リーダー		主任　リーダー センター長		地域包括支援センター 事業受託	
	戦略マップ・行動プラン スタッフに配布説明		戦略マップ・行動プラン スタッフに配布説明			
BSC評価	自己評価 週・月の報告書		自己評価 週・月の報告書			
BSC統計 改善策検討	センター長・主任		主任・センター長		自己業務で精一杯	
	計画	実績	計画	実績		
収入(千円)	50,276	49,808	59,376	55,669	⇩	6%
ケアプラン数	2,785	3,058	2,772	2,531	⇩	8%
予防プラン数	721	460	1,308	1,129	⇩	14%
受講生数	60	31	60	29	⇩	52%

2　自発的なBSC導入への取り組み

　そこで第14期は、BSCを業務上与えられた課題ととらえるのではなく、BSCに興味を持ち、自主的に取り組む姿勢とチームワークで乗り切る体制の構築を目指すことにした。

　そのため、「楽しくコミュニケーション」を合言葉にセンタースタッフを全員参加させた。センター長も参加したが、できるだけ主任を中心に取り組むよう心がけた。

　センターのミッションやビジョン・戦略目標も分かりやすく簡潔な表現を目指した。事業計画の収入に関する数値は、2008(平成20)年度事業実績や地域情勢などから経営者とセンター長が合意したものが明示された。

　前期までは、センターで1つのBSCを作成していたが、今回は20名が全員参加するよう考えたため、約6名ずつの事業チームごとに4つのBSCを作成することにした。

　4チームの構成員全員が事業計画達成を目指し、何が問題・課題かを導き出すためにSWOT分析とKJ法と特性要因図を使って楽しさを工夫した。また、ディスカッション中に沈黙の時間があればファシリテーターになった主任が声をかけるなど、会議の活性化を意識して取り組んだ。さらに行動プランや目標数値もスタッフ全員で決め、担当者も立候補を優先した。図7-9に当センターの第14期事業計画を示す。

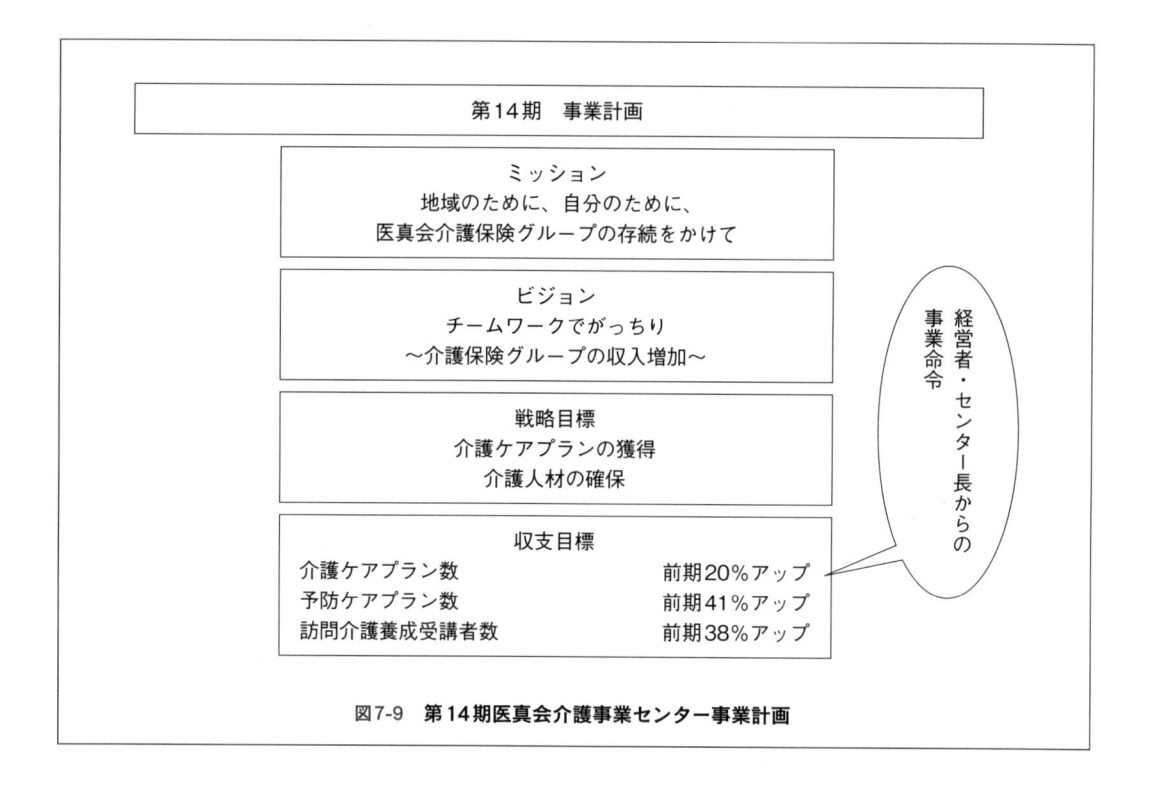

```
┌─────────────────────────────────────────────────────────┐
│              第14期　事業計画                            │
│  ┌─────────────────────────────────────┐                │
│  │         ミッション                   │                │
│  │  地域のために、自分のために、        │                │
│  │  医真会介護保険グループの存続をかけて│                │
│  └─────────────────────────────────────┘                │
│  ┌─────────────────────────────────────┐   ╭──────╮    │
│  │         ビジョン                     │   │経 事 │    │
│  │    チームワークでがっちり            │   │営 業 │    │
│  │  〜介護保険グループの収入増加〜      │   │者 命 │    │
│  └─────────────────────────────────────┘   │・ 令 │    │
│  ┌─────────────────────────────────────┐   │セ    │    │
│  │         戦略目標                     │   │ン    │    │
│  │     介護ケアプランの獲得             │   │タ    │    │
│  │     介護人材の確保                   │   │ー    │    │
│  └─────────────────────────────────────┘   │長    │    │
│  ┌─────────────────────────────────────┐   │か    │    │
│  │         収支目標                     │   │ら    │    │
│  │ 介護ケアプラン数      前期20％アップ │   │の    │    │
│  │ 予防ケアプラン数      前期41％アップ │   ╰──────╯    │
│  │ 訪問介護養成受講者数  前期38％アップ │                │
│  └─────────────────────────────────────┘                │
│                                                         │
│         図7-9　第14期医真会介護事業センター事業計画      │
└─────────────────────────────────────────────────────────┘
```

　4チームを3名の主任が先導しながら実施して、行動プランによっては（例えば勉強会やマナー講座など）、横断的にチーム編成して取り組んだことで、目的を持ったチームコミュニケーションを図ることができた。

　週次報告書では、BSCシートの目標値に対して個人評価・統計・チェックを行った。14期から評価項目にチーム統計を加えたことで、毎週チームでコミュニケーションを行うことができた。

　月次報告書では、BSC行動プランに対する進捗度を10段階で自己評価して提出した。

　この週次・月次報告・評価は、個人でBSCの行動プランの施行状況を見直し、センターの目標を振り返る機会となったようである。

　数値は主任が集計し、BSC管理ソフトに入力する。戦略マップは数値目標に対して赤・黄・青で表示されるので、目標値達成が一目瞭然となり、スタッフへのインパクトがあった。

　その結果、第14期最終計画対比で、ケアプラン数は8％減となったが、予防プラン数8％増、訪問介護員養成研修受講者数22％増、全体の収入は15％増といったように、過去最高の状況となった。さらに、介護事業センターの活性化により介護保険グループ全体の収入もアップした。表7-7にBSC運用方法とその実績を示した。

事例3:医真会介護事業センターにおけるBSC作成と運用によるチームワークの形成 ❹

表7-7 第14期医真会介護事業センターのBSC運用方法と実績

	第14期						
BSC作成	主任・センター長・リーダー・スタッフ全員						
	戦略マップ・行動プラン・スタッフに配布						
BSC評価	自己評価 週・月の報告書						
BSC統計 改善策検討	主任・リーダー・スタッフ全員(センター長)						
	前半計画	前半実績			14期計画	14期実績	
収入(千円)	27,948	29,323	↑	5%	58,224	66,828	↑ 15%
ケアプラン数	1,425	1,383	↓	3%	3,030	2,790	↓ 8%
予防プラン数	726	704	↓	3%	1,596	1,727	↑ 8%
受講生数	20	9	↓	55%	40	49	↑ 22%

　職員全員が作成したBSCは、以前に管理者中心で作成したものと大差はない。しかし、全員参加で作成した効果はとても大きく、チームで取り組む楽しさや、チーム力の重要性を再認識できたといった意見もあり、BSCはコミュニケーションツールであることが実感できた。そのチーム力こそがこのような好結果につながったのである。

5 これからの課題

　医療法人医真会には9事業所があるが、そのうちの3事例について、BSCへの取り組みや運用と結果の詳細を報告した。しかし、各事業所でのBSC導入に対する温度差は大きく、最大の事業所である医真会八尾総合病院では、個別の部署で取り組んではいるが、年度事業計画に基づく運用はいまだなされていない。その原因は、トップマネジャーのBSCに対する理解と関心の低さ、病院の核である診療部（医師）と最大部門である看護部の日常業務の忙しさからくる拒否反応（新しい業務が増えると考えて）などが考えられる。第14期からは幹部が各種セミナーに参加し、第15期からの再構築を模索しているが、昨今の厳しい医療経済下で年度事業計画なしに病院経営を行うわけにはいかない。ところが、マネジメントツールとしてBSCを利用するのは比較的簡便で、事業計画の達成に有益であることが理解されていないようである。

　BSCはマップやシートの作成、研究課題を挙げることが目的ではない。地域の方々に良質な医療サービスを提供する基盤である健全経営を達成すべく、経営トップから最前線のスタッフまでが同じベクトルで目標達成に向かって前進するためのコミュニケーションツールとして活用することが肝要なのである。

参考文献

5章

1) R.S. Kaplan and D.P. Norton (2001), The Strategy-Focused Organization: How Balanced Scorecard Companies Thrive in The New Business Environment, HBSP (櫻井通晴監訳『キャプランとノートンの戦略バランスト・スコアカード』東洋経済新報社、2001)

2) R.S. Kaplan and D. P. Norton (2004), Strategy Maps, HBSP (櫻井通晴・伊藤和憲・長谷川惠一監訳『戦略マップ』ランダムハウス講談社、2005)

3) 日本医療バランスト・スコアカード研究学会企画委員会編 (2007)『医療機関BSC導入の全て～構築から成果まで～』生産性出版

4) 荒井耕 (2005)『医療バランスト・スコアカード―英米の展開と日本の挑戦』中央経済社

5) 髙橋淑郎編著 (2004)『医療経営のバランスト・スコアカード』生産性出版

6) 小俣純一 (2007)『組織風土変革へのチャレンジ～BSC導入における看護部の役割～』看護部長通信 Vol. 5 , No. 3 , pp.17-26

7) 嶋田幸子・小俣純一 (2006)『医療機関導入BSCハンドブック』社団法人日本医業経営コンサルタント協会

6章

1) 齋藤哲哉 (2010)「職員満足度とBSC」『病院』69 (2), pp.49-52

2) 齋藤哲哉 (2010)「SQM推進から生まれる改革への気付きと組織の活性化」『医療アドミニストレーター』1, pp 4 -11

3) 齋藤哲哉 (2007)「医療環境の変化と組織の活性化に対応するための病院マネジメント」『野村證券Healthcare Note』No.07-33

著者紹介

荒井　耕（あらい・こう）
（第1章）

一橋大学大学院　商学研究科管理会計分野　准教授

一橋大学商学部卒業後、㈱富士総合研究所勤務を経て、一橋大学大学院博士課程修了（博士＜商学＞）。大阪市立大学大学院准教授を経て、2008年より現職。その間、エジンバラ大学（公会計部門）やUCLA（医療サービス部門）で在外研究の他、慶應大学医学部や東京医科歯科大学で医療管理会計の講師を担当。厚生労働省や医療経済研究機構等の経営・管理会計・原価計算に関わる各種研究委員会等にも従事。専門領域は、医療分野の管理会計、原価計算。『医療原価計算：先駆的な英米医療界からの示唆』（中央経済社）など著書多数。日本原価計算研究学会・学会賞、日本会計研究学会・太田黒澤賞、日本管理会計学会・文献賞を受賞。

正木　義博（まさき・よしひろ）
（第2章）

社会福祉法人恩賜財団済生会横浜市東部病院　院長補佐

1975年、早稲田大学商学部卒業。住友金属工業㈱に入社し、労務、海外勤務、営業を経験。1995年、済生会熊本病院に事務長として入職。2002年、副院長に昇格。2008年、熊本病院在籍のまま済生会本部へ出向、さらに済生会横浜市東部病院に再出向。2009年、熊本病院退職、横浜市東部病院に入職。

渡辺　明良（わたなべ・あきよし）
（第3章）

聖路加国際病院　事業管理部財務経理課　マネジャー

1986年、立教大学文学部卒業。1999年、産能大学大学院経営情報学研究科修了（MBA）。1986年、聖路加国際病院入職。医事課、企画室チーフ、人事課マネジャー、経営企画室マネジャーを経て現職。日本医療バランスト・スコアカード研究学会理事、日本医療マネジメント学会理事。
医療経済研究機構「医療機関の部門別収支に関する調査研究」委員（平成15～20年度）、経済産業省医療経営人材育成事業ワーキンググループ委員（平成17年度）、日本看護協会社会経済福祉委員会委員（平成19～21年度）、厚生労働省保険医療専門審査員（平成21年8月～平成23年8月）。

櫛引　久丸（くしびき・ひさまる）
（第4章）

社会福祉法人恩賜財団済生会支部北海道済生会小樽病院　事務部長

1963年、北海道小樽市出身。1984年、北海道済生会小樽北生病院（現・北海道済生会小樽病院）にリハビリテーション技師として入職。1999年、リハビリテーション科係長。2002年、リハビリテーション技師から事務職に転身と同時に事務部企画課長に就任し、病院改革を主導する。2007年、北海道済生会小樽病院事務部長、北海道済生会統括参事となり、現在に至る。

小俣　純一（おまた・じゅんいち）
（第5章）

JA神奈川県厚生連相模原協同病院　事務部企画情報課　課長

1992年、青山学院大学経済学部経済学科卒業。同年4月、JA神奈川県厚生連に入職。伊勢原協同病院医事課を経て、1996年、JA神奈川県厚生連本所総務企画部にて法人全体（医療・保健・福祉事業）の経営管理・企画広報を担当。その間、済生会熊本病院経営企画センターにて半年間の長期研修。2005年より、相模原協同病院にて、経営計画・予算策定、情報システム管理、院内外広報を担当。経営マネジメント業務では、中期計画策定やバランスト・スコアカード導入（2004年より）などを担当。
日本医療バランスト・スコアカード研究学会評議員。

齋藤　哲哉（さいとう・てつや）
（第6章）

社会福祉法人恩賜財団福井県済生会病院　経営企画課　課長

福井県立大学院経済・経営学研究科修了（経営学修士）。1994年、同病院医事課勤務。2002年、医事課長兼経営企画課長、2004年、経営企画課長。病院戦略の企画立案や戦略的な広報作成に従事。病院全体の医療サービスに対してISO9001・BSC・シックスシグマを融合した組織マネジメントを導入。最近の主な活動は、院内ポータルサイトの構築、院内報・院外報やホームページの作成、ES向上企画の実施など。

前田　純典（まえだ・じゅんてん）
（第7章）
医療法人医真会　専務理事

1966年、大阪歯科大学卒業。同年4月、大阪歯科大学に副手として入職。1973年、同大学講師、1975年3月、退職。同年4月、大阪歯科大学非常勤講師。同年9月、前田歯科医院開業。1976年4月、岐阜歯科大学非常勤講師。1987年3月、㈱ジャパンメディカルリソース副社長就任。同年12月、前田歯科医院廃業。1988年11月、医真会八尾病院管理部長兼務。1989年3月、㈱JMR社長就任、1995年3月、退任。同年8月、医療法人医真会専務理事就任。2002年4月、社会福祉法人医真福祉会理事長兼務。歯学博士。

『医療経営士テキストシリーズ』　総監修

川渕　孝一（かわぶち・こういち）

1959年生まれ。1983年、一橋大学商学部卒業後、民間病院を経て、1986年、シカゴ大学経営大学院でMBA取得。国立医療・病院管理研究所、国立社会保障・人口問題研究所勤務、日本福祉大学経済学部教授、日医総研主席研究員、経済産業研究所ファカルティ・フェローなどを経て、現在、東京医科歯科大学大学院教授。主な研究テーマは医療経営、医療経済、医療政策など。『第五次医療法改正のポイントと対応戦略60』『病院の品格』（いずれも日本医療企画）、『医療再生は可能か』（筑摩書房）、『医療改革〜痛みを感じない制度設計を〜』（東洋経済新報社）など著書多数。

REPORT

REPORT

REPORT

医療経営士●上級テキスト2
バランスト・スコアカード──その理論と実践

2010年11月5日　初版第1刷発行

編　　著	荒井　耕・正木　義博
発　行　人	林　　諄
発　行　所	株式会社 日本医療企画
	〒101-0033　東京都千代田区神田岩本町4 -14　神田平成ビル
	TEL 03-3256-2861（代）　　http://www.jmp.co.jp
	「医療経営士」専用ページ　http://www.jmp.co.jp/mm/
印　刷　所	図書印刷 株式会社

©KO ARAI & YOSHIHIRO MASAKI 2010,Printed in Japan
ISBN978-4-89041-929-6 C3034　　　　定価は表紙に表示しています
本書の全部または一部の複写・複製・転訳載等の一切を禁じます。これらの許諾については小社までご照会ください。

『医療経営士テキストシリーズ』全40巻

■ 初　級・全8巻
（1）医療経営史──医療の起源から巨大病院の出現まで
（2）日本の医療行政と地域医療──政策、制度の歴史と基礎知識
（3）日本の医療関連法規──その歴史と基礎知識
（4）病院の仕組み／各種団体、学会の成り立ち──内部構造と外部環境の基礎知識
（5）診療科目の歴史と医療技術の進歩──医療の細分化による専門医の誕生
（6）日本の医療関連サービス──病院を取り巻く医療産業の状況
（7）患者と医療サービス──患者視点の医療とは
（8）生命倫理／医療倫理──医療人としての基礎知識

■ 中　級[一般講座]・全10巻
（1）医療経営概論──病院の経営に必要な基本要素とは
（2）経営理念・ビジョン／経営戦略──経営戦略実行のための基本知識
（3）医療マーケティングと地域医療──患者を顧客としてとらえられるか
（4）医療ITシステム──診療・経営のための情報活用戦略と実践事例
（5）組織管理／組織改革──改革こそが経営だ！
（6）人的資源管理──ヒトは経営の根幹
（7）事務管理／物品管理──コスト意識を持っているか？
（8）財務会計／資金調達（1）財務会計
（9）財務会計／資金調達（2）資金調達
（10）医療法務／医療の安全管理──訴訟になる前に知っておくべきこと

■ 中　級[専門講座]・全9巻
（1）診療報酬制度と請求事務──医療収益の実際
（2）広報・広告／ブランディング──集患力をアップさせるために
（3）部門別管理──目標管理制度の導入と実践
（4）医療・介護の連携──これからの病院経営のスタイルは複合型
（5）経営手法の進化と多様化──課題・問題解決力を身につけよう
（6）創造するリーダーシップとチーム医療
（7）業務改革──病院活性化のための効果的手法
（8）チーム力と現場力──"病院風土"をいかに変えるか
（9）医療サービスの多様化と実践──患者は何を求めているのか

■ 上　級・全13巻
（1）病院経営戦略論──経営手法の多様化と戦略実行にあたって
（2）バランスト・スコアカード──その理論と実践
（3）クリニカルパス／地域医療連携
（4）医工連携──最新動向と将来展望
（5）医療ガバナンス──医療機関のガバナンス構築を目指して
（6）医療品質経営──患者中心医療の意義と方法論
（7）医療情報セキュリティマネジメントシステム（ISMS）
（8）医療事故とクライシス・マネジメント
（9）DPCによる戦略的病院経営──急性期病院に求められるDPC活用術
（10）経営形態──その種類と選択術
（11）医療コミュニケーション──医療従事者と患者の信頼関係構築
（12）保険外診療／附帯業務──自由診療と医療関連ビジネス
（13）介護経営──介護事業成功への道しるべ

※タイトル等は一部予告なく変更する可能性がございます。